村井俊哉

糸川昌成

北中淳子

深尾憲二朗

大前　晋

古茶大樹

江口重幸

兼本浩祐

山下祐一

村澤真保呂

統合失調症という問い

脳と心と文化

古茶大樹・糸川昌成・村井俊哉 編

日本評論社

まえがき

糸川昌成

　脳科学は，近年飛躍的な発展をとげた。その守備範囲は 1990 年代から精神医学にも及び，精神疾患に関する研究成果が毎週のようにメディアで報じられる。現在では主要な基礎科学系の学会で，統合失調症のシンポジウムが多数企画されるまでになった。

　しかしながら，脳科学には探索と解析になじむ領域と，まったくそうではない領域がある。たとえば，視覚や聴覚，記憶といった脳の道具機能については，光遺伝学的手法を用いた動物モデルから脳機能画像によるヒト研究まで，それらを自在に描写し予言することが実現した。そして，そうした領域を解明してきた「部品の物理学」を統合失調症に用いて，膨大なスナップショットが蓄積されている。しかしそれらは果たして，視覚や聴覚でわかったことほど見事な出来栄えと評価できるのだろうか。

　精神医学とは，ゲーム障害のように社会適応や社会的価値と深く結びついた障害――ゲーム大会の賞金で生計が成り立ち，周囲から尊敬を集め自身も満足している人は障害と診断されない――から，外因性精神病のような明確に生物学的な疾患までを扱う特殊な医学領域である。たとえば，脳腫瘍による幻視を科学の探索と解析になじむ領域とするなら，ゲーム障害はそれになじまない領域ではないだろうか。もしそうであれば，両者のどちらでもない「内因」という精神医学固有の問題は，科学的探索になじむ

領域なのだろうか。

　このような問題意識を背景に，精神病理学，生物学的精神医学，社会科学等，さまざまな分野の第一線で活躍されている方々に，統合失調症について論じていただいたのが本書である。できるだけ隣接する章が問題意識やテーマを触れ合うように章立てされており，どの章から読み始めても両隣の章へ進めば，本書の多次元的な広がりをご理解いただけることを期待している。

　疾患概念が誕生して以来100年を超えて統合失調症は問われ続けてきた。この気難しい問題に果敢に取り組もうとする挑戦が本書であり，「統合失調症という問い」と銘打った所以である。

目　次

まえがき …………………………………………………………………… 1

　　　　　　　　　　　　　　　　　　　　　　　　　糸川昌成

第1章
「統合失調症という問い」とはどういう問いか ………… 7

　　　　　　　　　　　　　　　　　　　　　　　　　村井俊哉

統合失調症では，「問い」についてのコンセンサスが成立していない　「コ
ンセンサスは成立している」と言う人もいるが……　コンセンサスが成立
しなかったことには理由がある　それでも一応のコンセンサスは成立した
方法多元主義と価値多元主義　統合失調症についての「問い」はどのよう
であるべきか　方法多元主義の出番　価値多元主義の出番　「価値」は
着せ替えできない　再発予防か社会参加か　おわりに

第2章
「統合失調症という問い」に生物学が
　答えようとしたこと ……………………………………… 24

　　　　　　　　　　　　　　　　　　　　　　　　　糸川昌成

はじめに　てんかんの原因遺伝子　蟻塚の科学　種と類型　形而上
の類型から形而下の種へ　形而下の模倣から離れて　神経衰弱概念の変
遷　症候群と疾患　類型と言語　言語とふるまい　内因性精神病に
変遷があるか　おわりに

第3章

文化と統合失調症──医療人類学的視点 ……………………………… 49
北中淳子

グローバルメンタルヘルスの行き詰まり　　文化としての精神医学　　スティグマの歴史性　　ローカルバイオロジー　　当事者学へ向けて

第4章

精神病理学はどのように統合失調症を
　捉えそこなってきたか ……………………………………………… 62
深尾憲二朗

精神病理学と統合失調症　　経過と症状　　了解不能　　理由なき発症
一級症状　　自我障害　　リカバリーと軽症化　　まとめ

第5章

このままじゃいけない統合失調症概念 …………………… 78
　　──精神障害の具象化問題をめぐるドン・キホーテとサンチョ・パンサ
大前　晋

はじめに　　定義と分類の方法──本質論と唯名論，自然分類と博物誌分類
精神医学における自然分類のはじまり　　クレペリンの分類原理は自然種を
目指す　　ブロイラーの統合失調症論における具象化の回避と心理学的全体
としての自閉　　ヤスパースによる疾患単位論の見直し　　シュナイダーに
よる疾患単位論批判　　米国における統合失調症診断の膨張　　疾患単位論
の復興によってふたたび自然種を目指す　　病因や病態機序の理論に対して
中立だったはずのDSM-Ⅲの分類思想が，生物学主義的疾患モデルと接続さ
れた　　DSM-Ⅲ⁺の統合失調症は，それ以前の統合失調症と異なる概念であ
る　　生物学主義的な疾患モデルすなわち精神障害の本質論・自然分類・自
然種志向は，一般の人々の心的傾向と容易に適合・共鳴する　　ハイマンの
具象化批判と新たな方法論　　おわりに

第6章

統合失調症の責任能力について──「純粋精神医学」の立場から… 111

古茶大樹

はじめに──純粋精神医学とは　　純粋精神医学の思想　　純粋精神医学に基づく精神障害の分類　　責任能力判定のための司法精神医学の参照枠　責任能力判定について──精神科医としての意見　　おわりに──「了解可能」をめぐって

第7章

統合失調症再考──ジャネの「社会的感情論」を手がかりに ……………… 125

江口重幸

はじめに　　統合失調症患者はつねに統合失調症的なのか　　事例理解へのゆるやかな方法　　ハッキングの「ループ効果」　　ジャネという鉱脈　　この時期ジャネの後ろ姿を見失ったのはなぜか　　社会的感情論　　これは20世紀版のスピノザ『エチカ』である　　命令と服従──言語をめぐって社会的感情論をまとめる　　カネッティの『群衆と権力』　　症例マドレーヌおわりに

第8章

一続きの「私」 …………………………………………………………… 143
　──ある種の統合失調症的体験においてそれはどこで断片化するのか

兼本浩祐

はじめに　　エピソード提示　　人間において「私」が連続するとはどういうことか　　妄想論　　まとめに代えて──「私」はさまざまに一続きではなくなる

第9章
計算論的精神医学の視点からみた統合失調症 ············ 163
山下祐一

はじめに　　計算論的精神医学とは　　計算論的精神医学を用いた統合失調症研究事例　　まとめと議論

第10章
反精神医学からスキゾ分析へ ················· 185
──統合失調症と自然環境問題のあいだ　　村澤真保呂

フュシスとノモス　　スキゾフレニーと社会　　反精神医学／制度論的精神療法／精神分析──アルトーを媒介に　　ガタリのスキゾ分析　　おわりに

座談会
統合失調症をみるということ ···················· 209
古茶大樹　糸川昌成　村井俊哉

それぞれの背景　　「内因」の位置　　「創発」の可能性　　統合失調症の違った歴史　　了解の有用性　　将来に向けて

座談会を終えて ··· 231
古茶大樹

あとがき ··· 234
村井俊哉

「統合失調症という問い」とは
どういう問いか

Murai Toshiya
村井俊哉

統合失調症では，「問い」についてのコンセンサスが成立していない

　さまざまな病気のなかには，原因がかなりわかっているもの，まだほとんど原因がわかっていないものがある。統合失調症がどちらかといえば後者に含まれることには，この病気に何らかのかたちで接点をもつ関係者（当事者，家族，医療・福祉その他のさまざまな支援者）の多くは同意するだろう。つまり，統合失調症は，「統合失調症とは何か？」という問いの答えについて，現時点でコンセンサスの得られていない病気ということになる。

　ただ，統合失調症においてコンセンサスが得られていないのは，「統合失調症とは何か？」という問いの答えだけではない。統合失調症の場合，そもそもどういう「問い」が適切であるかについてのコンセンサスも得られていないのである。

　私のここでの問題意識を明確にするために，「答え」についてのコンセンサスは成立していないけれども，「問い」についてのコンセンサスは成立している病気の例を挙げてみたい。2020 年初頭の頃の新型コロナウイルス感染症にまつわる状況を思い起こしていただきたい。このとき人類は，この新種のウイルスによる感染症に対して，「新型コロナウイルス感染症

とは何か？」という問いを立てた。感染経路や重症化リスクなど，わからないことばかりであった。つまり，問いの答えについてはコンセンサスが成立していなかったのである。それでも，答えがわかっていないその当時でさえ，「新型コロナウイルス感染症とは何か？」という問いに答えるには何がわかればよいのかについては，おおよそのコンセンサスは得られていた。たとえば，主要感染経路，潜伏期間，生命予後，全遺伝子配列，各種変異型の一覧，といった情報である。つまり，新型コロナウイルス感染症においては，その答えがわかるよりかなり前から，問いについては明らかになっていたといえる。もちろん，生物兵器説，捏造説（そもそもそのようなウイルスは存在しない），キリスト教終末思想におけるハルマゲドンの到来など，異なる方向へ問いを立て，異なる種類の回答を期待する人たちもいた。しかしそういう人たちは少数派であり，多数派は，ウイルスの感染経路，ウイルス学的実体，あるいは治療薬など，何がわかれば答えが得られたことになるのかという点では，概ね一致していたのではないかと思う。

　それでは，「統合失調症とは何か？」という問いはどうだろうか？　生物学的方向性の研究者であれば関連遺伝子や脳構造・機能の病態の詳細，あるいは特徴的な神経病理所見を見出すことが，この問いへの回答であると考えてきたであろう。一方で，人間学や認知科学など，心の水準において統合失調症の理解を追求する研究者であれば，統合失調症のさまざまな症状や心のあり方を説明するような，統合失調症特有の心のモデルを描き出すことこそが，この問いへの回答であると考えてきたであろう。さらには，社会・文化・制度などによって病気がつくられる側面に注目する研究者であれば，そのような関連因子を見出したうえで，社会が病気を生み出す整合性のあるストーリーを描き出そうとしてきたであろう。最後の社会構築主義的な立場のなかには，その極限的な形態として，「精神の病気」という概念自体を疑問に付す反精神医学の立場も含まれてくる。つまり，「統合失調症とはどういう病気か？」という問い自体を無効化しようとするの

である。

「コンセンサスは成立している」と言う人もいるが……

　このような筆者の主張（「統合失調症とは何か？」という問いにおいては，その答えだけでなく，どのような問いが適切かという点についてもいまだコンセンサスが得られていない）に対して，「多数派」の精神科医は違和感をもつかもしれない。ここでいう「多数派」とは現代精神医学の主流，つまり「メインストリーム精神医学」のことである。[(1)]「メインストリーム精神医学」とは，バイオサイコソーシャル・モデルを公式見解としているが，実際には「バイオ」を中心に精神医学を考えており，ただし「サイコ」と「ソーシャル」にも一定の配慮を忘れない，現代精神医学における最も優勢な立場のことである。精神医学を専門としない読者の方も，精神医学に関する国際的な学術雑誌に掲載される論文のラインナップを見ることで，「メインストリーム精神医学」のイメージを摑んでいただくことができるだろう。

　「メインストリーム精神医学」の立ち位置から見ると，統合失調症の「概念史」，すなわち「統合失調症とは何か？」という問いをどのように考えるかについての歴史は，次のようになる。

　まず，今日でいうところの「統合失調症」と大きく重なり合う状態が，19世紀末の精神医学の権威であるエミール・クレペリンによって，1つの「病気」として認識された（以下の記載は極めて大局的な話に絞るので，クレペリンの命名は schizophrenia ではなく Dementia praecox〔早発性認知症〕であったことも含め，局所的な議論はすべて省略する）。クレペリンはこの病態について，基本的には生物学的モデルで理解しようとした（早発性認知症という命名自体からも，クレペリンが統合失調症を神経変性疾患モデルで考えていたことは明らかである）。加えて，クレペリンは経過と予後を重視した。精神疾患の分類原理についてのクレペリンによるこのような構想によって，今日までその影響をとどめている二大精神病論が成立したわけであるが，経過・予後を

重視したことからは，クレペリンは，神経科学的視点に加え，今日でいうところの Evidence-Based Medicine（EBM）の視点も持ち合わせていた，という見方もできるだろう。

　その後の精神医学の歴史がクレペリン・モデルで順調に進んだのかというと，そうではない。20 世紀の多くの時期において，（メインストリーム精神医学からすれば）「雑多」で「異質」な諸思想が，「統合失調症とは何か？」についての適切な問いの立て方をめぐる論争に割り込んできた。そして，統合失調症という医学的疾患の臨床や研究に，思想や哲学をめぐる議論が持ち込まれることになった。「異質」な諸思想とは，たとえば，アマチュア・ヒューマニズム（あるいはポピュリズム精神医学，たとえば「ストレス・マネジメント」など常識的で一般受けのよい説明ですべての精神疾患を説明しようとする姿勢），哲学的精神医学（人間学・現象学など，たとえば「現存在の失敗」），ロマン主義（統合失調症と芸術的才能の親和性），ラジカル反精神医学（精神疾患は「人間」もろとも「近代」の構築物であり精神医学は「権力」の道具である），穏健な社会構築主義（家族病理，システム理論），文化精神医学（個別文化の文脈での「病気」の積極的意義），多種多様な非・生物学的理論（精神分析諸派など），東洋医学（反精神医学ではなく反西洋医学），各種のスピリチュアリズム，等々である。（メインストリーム精神医学から見れば）こうした混乱と停滞ののち，現代精神医学は，神経科学と EBM をその基礎たる思想とするクレペリン・ルネサンスに至り（新クレペリン主義），そして「統合失調症とは何か？」についても，ようやく「まともな」問いとして問うことが可能となったことになる。

コンセンサスが成立しなかったことには理由がある

　以上は「メインストリーム精神医学」の立場から見た，過度に戯画化した統合失調症の概念史の素描である。しかしながら，こうした「異質」な諸思想が統合失調症の研究や臨床を停滞させただけの単なるお祭り騒ぎで

あったという判断を下す前に，クレペリンによる統合失調症の疾患概念成立の時代がどのような時代であったかを振り返る必要がある。

　クレペリンの活躍した19世紀末とは，医学はもちろんのこと科学技術全般，さらには「人類・世界の進歩」のすべてが，ロンドンとパリとベルリンだけで成り立っていたと言う人もいる時代である。この時代の基調をなす思想の1つは，啓蒙主義の発展としての人道主義と進歩主義（ジョン・スチュアート・ミルの自由主義など，今日から見てもまったく古さを感じない）であった。しかしその一方では，文明・民族・人間の序列化の生々しい現実があり，その現実を合理化する思想があった（社会ダーウィニズム，優生思想）。後者の思想は，その後，全体主義の暴走というかたちで取り返しのつかない失敗に至り，結果として，人権蹂躙の最大の被害者となったのは，ユダヤ人と並んで，精神疾患をもつ人々であった。そして世界は第二次大戦後を迎えることになったのである。

　第二次世界大戦をはさむ20世紀前半において，「統合失調症とは何か？」がクレペリン・モデルとは異なる角度から繰り返し問い直されたことも，こうした大局的な歴史的文脈で理解すべきであろう。ドイツが全体主義の時代に入る少し前に生涯を閉じたクレペリン自身も，優生思想と無縁ではなかった⁽²⁾。したがって，この時代の精神科医がクレペリン・モデルではない統合失調症論を構想し試行錯誤したことは至極当然であり，それを混乱による停滞と述べることはとてもできない。

それでも一応のコンセンサスは成立した

　とはいえ，クレペリン・モデルとの決別をもくろんだこれらの諸思想も，「統合失調症とは何か？」という問題を単独で決着させるには，それぞれに限界と問題があった。一例として，"Schizophrenogenic Mother 仮説"として知られる，統合失調症は患者の母親が作るものとする仮説がある（1948年に精神分析家のフロム＝ライヒマンによって提唱されたものであるが，ある種の

ポピュリズム仮説と呼ぶのが適切かもしれない）。これは、「白血病の子どもの両親には同情と理解が向けられるのに、なぜ統合失調症の子どもの両親には軽蔑と非難が向けられるのでしょうか」というある患者家族の声に典型的に表現されているように、一般市民の素朴な直感を味方にすることで、病気の責任を当事者や家族へ押しつけるようなところがあった。⁽³⁾

　クレペリン・モデルに代わりうるさまざまな「概念化（問いの立て方）」の候補の成果がそれぞれに十分ではなかったことに加えて、20世紀中盤には生物医学モデルの一定の成功（すなわち抗精神病薬の登場）があった。こうした背景からすれば、クレペリン・ルネサンス（神経科学とEBMを土台とし、統合失調症を医学疾患・生物学的疾患と見なす考え方の「再生」）は必然であったともいえる。ただし、クレペリン・モデルへの回帰は、単なる先祖返りではなかった。20世紀前半から1980年前後にかけての試行錯誤のなかから得られた英知によって、統合失調症の生物医学的疾患概念は、今日ではさまざまなかたちで補強されるようになった。当事者中心の医療（当事者運動を含む）、ヒューマニズム（オープンダイアローグなど多様な非薬物療法の試みなど）、バイオサイコソーシャル・モデル、アンチスティグマ運動、反・治療的悲観主義（「パーソナル・リカバリー」概念など）、身体医療との統合的視点、などである。これらの諸思想は、それぞれ単独では「統合失調症とは何か？」という問いの立て方として決定的というわけではない。しかし、今日の「メインストリーム精神医学」での統合失調症臨床において（すなわち生物医学的な病気として統合失調症に取り組む臨床において）、それぞれが欠くことのできない役割をもつようになっているのである。

方法多元主義と価値多元主義

　それでは、筆者自身はどういう立ち位置をとっているかについて、ここから述べていく。筆者自身は、統合失調症の概念化について、すなわち、「統合失調症とは何か？」という問いの立て方については、基本的には、

20世紀の多くの期間を通じた試行錯誤の末に現代精神医学が到達した上述のような見解に賛同している。すなわち，筆者の見解は「メインストリーム精神医学」と一致し（ただし，筆者が「メインストリーム精神医学」の立場と一致するのはあくまで統合失調症についてであり，精神医学全般ではない），生物学的精神医学を基本としながらも，サイコソーシャルな視点でそれを補強する立場である[(4)(5)]。ただし，生物医学的モデルを中心とし，それ以外のモデルは補助的に用いるという筆者のこの立ち位置は，統合失調症の臨床全体としてはその通りであるが，諸モデル間の重みづけは，臨床の局面によって異なる。状況によっては，実質的に生物学のことは完全に度外視し，社会モデルのみに依拠して思考することもある。

　筆者の立ち位置についてのこの説明は，まだ漠然としており，さらなる肉づけが必要となる。ただ，そのためには少しお膳立てがいる。それは，方法多元主義と価値多元主義という2つの概念である。

　精神医学における「多元主義」を広く紹介したのは米国の精神科医ナシア・ガミーであるが[(6)(7)]，筆者はこの多元主義を方法多元主義と価値多元主義の2つに分けることの重要性を提言した[(8)(9)(10)]。1つの学問領域あるいは実践領域のなかで，複数の方法論の共存を認める立場が方法多元主義である。カール・ヤスパースは，精神病理現象を理解するために「了解」と「説明」という複数の方法を適材適所で用いることを「方法論的自覚」として提案したが，この考えは方法多元主義の典型である。一方で，1つの学問領域のなかで，複数の価値の共存を認めるという考え方が価値多元主義である。価値多元主義は，政治哲学の文脈でアイザイア・バーリンが主張したことで知られる。救急医療など，患者の生命予後が圧倒的に重要な「価値」となる現場は別であるが，精神医学の臨床の場の多くでは，「病気を取り除くこと」，「病気を人生に統合すること」など，互いに妥協を許さない複数の「価値」がそれぞれ正当性をもつ。価値多元主義は，単一の価値を絶対的なものとする価値教条主義とは異なり，複数の価値を混ぜ合わせる価値折衷主義とも異なる。価値多元主義に基づく精神医学とは，患者，家族は

それぞれに異なる価値観をもつことは当然であることを前提に，さらには，治療者それぞれが異なる価値観をもつことも当然であることを前提に，精神科医療が提供されてよい，提供されるべきである，という考え方である。

　方法多元主義をチェスに喩えれば，ゲーム盤上で勝ち負けを競っている状態，すなわち，目標は固定したうえで，複数の方法論が競い合っている状態である（必勝法は見つかっていないので，プレイヤーはそれぞれに異なる戦法で試合に臨んでいる）。一方で，価値多元主義をチェスに喩えれば，「ゲームに勝つ」ことに価値を置く人，ゲームを通じて「子どもを楽しませる」ことに価値を置く人（この場合，わざと負けてあげることもある），あるいは「人として成長する」ことに価値を置く人など，ゲームに臨む前提自体が異なる多様なプレイヤーが共存している状態，という言い方ができるだろう。

　「多元主義」の2つの側面を区別したうえで，筆者は，精神医学全体においては，方法多元主義と価値多元主義の双方を採用することに賛成している。方法多元主義と価値多元主義は，どちらも多元主義という点で表面的には似ているようであるが，その「スピリット」，「心意気」は大きく異なる。一方の方法多元主義にとって重要なのは，ヤスパースの「方法論的自覚」という言葉に典型的に言い表されているように，それぞれの方法を極めることである。一言でいえば「専門性」である。他方の価値多元主義において重要となるのは，さまざまな価値観をもつ専門家が，みずからと異なる立場や価値を尊重しながらも自分の価値観に自覚的となる「価値に基づく精神医学（values-based practice）」の精神，すなわち「民主性」である。そのスピリット，心意気が異なるため，方法多元主義と価値多元主義がそれぞれ独立の概念であることを理解することは極めて重要である。これらを無造作に混同すると，方法多元主義と「専門性」，価値多元主義と「民主性」という，あるべき対応関係が雑になり，下手をすれば逆になる。対応関係が逆になると，方法多元主義は劣化した折衷主義（例：どんな場合にもとりあえず薬物療法と心理療法を組み合わせて用いる診療指針）に陥り，価値多元主義は異なる意見を許さない硬直した教条主義（例：声の大きい人の意

見が他の人の意見を制するケースカンファレンス）に陥ることになる。

統合失調症についての「問い」はどのようであるべきか

　以上，方法多元主義と価値多元主義を区別し，そして，前者においては専門性，後者においては民主性が重要あることを述べた。現実には「方法」の水準と「価値」の水準の切り分けは単純ではない。たとえば，西洋医学ではなく東洋医学での治療を好む人では，どちらの治療がより効果があるのかはそれほど重視しておらず，東洋医学という治療手段自体が価値を帯びていると考えている場合がある。つまり，治療者が「方法」の問題と思っていることが，患者にとっては「価値」の問題ということもありうるのである。「価値」と「方法」の切り分けというこの論点はそれ自体非常に大きなテーマなので，別の機会に論ずることとして，以下，ひとまずは「方法」と「価値」は切り分けられるとしたうえで，「統合失調症とは何か？」を考えるうえでそもそもどういう問いが適切であるかについて，方法多元主義と価値多元主義をキーワードとして，筆者の考えを肉づけしていきたい。

　筆者のスタンスは，「メインストリーム精神医学」の立場と一致し，生物学的精神医学を基本としながらも，サイコソーシャルな視点から然るべき補強をするというものであることはすでに述べた。つまり筆者は，統合失調症を基本的には医学疾患の1つと考えていることになる。しかし，筆者の立場がそのようなものだとすれば，筆者の統合失調症概念に，方法多元主義や価値多元主義の出番はあるのだろうか。他の医学疾患と同様に，治療目標，プライマリアウトカム（価値）に向かってガイドラインに従った治療（方法）を粛々と行っていればよいのであれば，「方法」という点でも「価値」という点でも，多元主義などという大げさな話を持ち出さなくてもよいのでは，と思われる方もいるかもしれない。

　そうではない，と筆者は考える。以下では，生物医学的な統合失調症概

念のもとであっても，方法多元主義，価値多元主義それぞれの出番があることを順に主張していく。

方法多元主義の出番

　まず方法多元主義の出番について。本章の前半で述べたように，統合失調症の概念史は，極めて大雑把に言うならば，クレペリン生物医学の時代，続いて多種多様な非・生物医学的パラダイム乱立の時代，そして再び生物医学の時代（ただし補強された生物医学），という歴史をたどった。この歴史のなかで，全体主義の暴走という悲劇もあり，統合失調症概念の発信源もドイツ語圏から英語圏へとその拠点を移すことになった。ところが，このような発信源の移動にもかかわらず，現代精神医学の統合失調症概念のなかに，（歴史の偶然も重なって）ドイツ精神医学の影響が残った部分がある。それは，ハイデルベルク学派を中心とする精緻な記述精神病理学，すなわち患者の内的体験の詳細な記述と理解である。そこには，当然ヤスパースの見解（すなわち「了解」と「説明」という方法多元主義を前提とした精神医学）も含まれる。ということは，自然科学に対置される方法論として19世紀後半に登場した「精神科学（Dilthey）」（あるいは「文化科学（Rickert）」，あるいは「解釈学」）の残滓が，現代の統合失調症概念に含まれていることになる。

　結果として現代精神医学の統合失調症の診断基準は，診断クライテリアの集合としての無味乾燥とした体裁によって高度な客観性を装いながらも，実際には，幻覚・妄想という主観体験がその中核部分に置かれている。これらの症状のうちとくに妄想は，患者自身が言語化した主観体験の意味内容を診断者が再構成することによってのみ捉えることができる。この作業には，自然科学における通常の方法である「説明」とは原理的に異なる，「了解」という方法が必須となる。

　現代の統合失調症概念がこのような構造をとっていることによって，筆

者のように，基本的には生物医学的疾患として統合失調症を考える立場をとるとしても，その病態を理解しようとするならば，根本的に異なる2つの方法論を採用せざるをえないのである。そもそも「了解」という方法を用いることなしには，病態理解どころか，統合失調症の診断さえできない，つまり，統合失調症という疾患を認識することさえできないことになる（統合失調症についてヤスパースが述べた「了解不能」という言葉が広く知られているが，「了解不能」という判断自体も「説明」ではなく「了解」という方法を採用することによって可能となることを補足として述べておく）。

　もっとも「了解」という方法は，疾患特異的な兆候の理解という点のみにおいてその役割を果たすわけではなく，患者との信頼関係の構築に寄与することによって，さらにはその信頼関係がもたらす治療的意義によって，あらゆる精神疾患の臨床において，さらには一般医学疾患の臨床においても重要である。しかしながら，とくに統合失調症の場合には，その病態の中核部分を自然科学の外にある「了解」という方法によって把握せざるをえないために（あるいはそのように統合失調症が概念化されているために），さまざまな医学疾患・精神疾患のなかでも，方法多元主義の役割がとくに大きいといえることになる。

　この方法多元主義に基づき，筆者は，統合失調症の幻覚・妄想に限ってではあるが，「統合失調症とは何か？」という問いをどういう枠組みで考えるべきかについて，1つの解答を提案した。すなわち，神経心理学モデルと了解心理学モデルの複合モデルである。このモデルのもとに，異常セイリエンス仮説（ドパミン仮説の延長）による生物学的な「説明」を前提として，主観体験としての幻覚・妄想を「了解」することが，「幻覚・妄想とはどういうことか？」という問いの答えの候補となりうることを提言した。

価値多元主義の出番

　筆者の採用する生物医学的な統合失調症理解あるいは臨床のスタンスにおいて，方法多元主義の出番は，上述のように，その病態理解や治療に，根本的に異なる複数の方法論を意識的に採用するところにあった。一方で，筆者は，統合失調症理解において，価値多元主義の出番もあると考えている。価値多元主義が登場する統合失調症概念とは，すなわち，どこまでを病気と見なすのか，医療的介入において何を目指すのかといった目標（アウトカム）について，複数の立場があることを許容する疾病概念ということになる。

　患者，家族，治療者が，それぞれの価値観を明らかにし，その都度の意思決定を行っていくことは，あらゆる医療現場において当然のことではある。しかし，とりわけ統合失調症において価値多元主義の出番を筆者が強調するのは，以下に列挙するような理由による。

　1つには，統合失調症が慢性疾患であるということである。救急医療の現場であれば，何を目標とすべきか議論の余地がないことも多いが，慢性疾患の場合はそうはいかない。もちろん，統合失調症の臨床においても，急性期で自傷傾向や著しい攻撃性がみられる場合など，何を目標とするかについて選択の余地がない意思決定場面もある。しかしながら，統合失調症の臨床における多くの意思決定場面では，是が非でも就労を目指すか，それとも家庭内生活で再発予防を優先するかなど，どの選択肢をとるべきかを医学的状態からは一義的に決められないことも多い。こうした事柄については，患者，家族，そして治療者の「価値」を明らかにしつつ，決めていかざるをえない。

　2つ目の理由は，統合失調症が若年発症の疾患であることにある。発症年齢が遅い疾患であれば，社会参加において目標とするところは，元の職場への復職，あるいは同一職種であるが勤務時間を短くした就労など，一定の選択肢の枠内での意思決定となる。しかしながら，統合失調症の場合，

社会経験が乏しいうちに発症することも多いことから，急性期の症状が寛解した後，どのような社会参加を目指すのかは，あらゆる可能性が開けており（その一方で，いずれの選択肢にもそれぞれの困難が予想され），その判断には，患者，家族，そして治療者の「価値」の出番がある。

　3つ目の理由は，統合失調症という病気が，その中核部分の精神病理に「不十分な病識」という特徴をもつことにある。病識の問題がなければ，インフォームドコンセントの原則に従い，患者の価値観を優先し，治療者自身は可能な限り価値中立的なところへと身を引くこともできる。しかしながら，統合失調症の場合，たとえば不十分な病識により服薬を拒む患者に対して，治療者が価値中立的な立ち位置を取り続けることは実質的に不可能である。

　最後に4つ目として，この病気が社会的な偏見のある疾患であるということも挙げておきたい。偏見のある疾患は，疾患による苦痛や困難を個人から医学的に取り除こうとする努力と，偏見自体を社会が無効にする努力の双方で，その克服が進められることになる。しかし，どこからどこまでが医学的に取り除く範囲で，どこからどこまでが社会へのアプローチで変えていく範囲かということは，一義的には決められない。それは，双方の役割分担の線引きが技術的に難しいということではなく，原理的に難しいという意味においてである。ジェンダーの多様性について，その医学的治療と脱医学化の線引きが技術論だけでは決着しないことと同様である。医学的治療と脱医学化の役割分担は，適所で適切な方法を用いるという技術論（そうであれば方法多元主義の出番になる）ではなく，社会のあり方として何が望ましいと考えるかという「価値」の問題なのである。

　以上に挙げた理由から，医学疾患として統合失調症を考える筆者のスタンスにおいても，その疾患概念において，価値多元主義は必須の要素ということになる。

「価値」は着せ替えできない

　ただし誤解のないよう以下のことを補足しておきたい。筆者が価値多元主義者であるということは，筆者が単独で多数の価値の「仮面」を用意し，患者や家族の価値観に合わせて場面ごとに使い分けるという意味ではない。「方法」と違って「価値」は着せ替えができないからである。

　多元主義的治療者となることを決意した者が，方法多元主義者を目指すのであれば，万能の治療者となるべく（精神医学の知識が膨大となった今日において，現実にはなかなか困難であるが），あらゆる心理療法，社会的支援，生物学的治療に習熟し，完璧を目指すこともできるだろう。しかし，治療者が単独で意識的な価値多元主義を目指そうとしてもそれは困難である。努力や能力の問題ではなく，原理的な困難がそこにはある。「方法」ではなく「価値」については，その都度，見せかけの「仮面」を身につけて，さまざまな価値を使い分けるというようなことはできない。治療者自身も何らかの特定の価値にコミットし，腹を括って取り組まざるをえないのである。

　価値とは，ツールとして使い分けられるものではない。ツールとして使い分けている価値は，その人自身が重んじる価値ではない。「しかし，自分自身の価値観なんて，仕事をするうえでどうでもいいじゃないか。自分の価値にこだわるのではなく，物事がうまく回ることのほうが重要ではないのか。患者自身や家族，周囲の人々，行政職員などが何に価値を置くかに配慮し，そのうえで調整役に徹するのが専門家，すなわちプロのあり方ではないか？」と考える人もいるかもしれない。しかし，仮にあなたがそう考えるのなら，それが（みずからの価値観を押し出さず「専門家」という役割に徹するということが）あなたが最も価値を置くことである。すなわち，人は価値中立的にはなりえないのである。

　個別の治療者にできることは，自分が特定の価値にコミットしていることに自覚的になろうとすること（価値多元主義自体が特定の価値への強力なコ

ミットメントであるということの自覚も含め），そして，みずからの価値とは
異なる価値にも寛容になることに尽きる。結果として，筆者が精神医学全
体としてそうあってほしいと願うことは（願うだけであり，計画的に達成す
ることはできないし，計画的に達成しようとすると全体主義の弊害に陥りそうであ
るが），それぞれに異なる価値観をもった治療者が精神科医療の現場に存
在し，その結果，総合力として統合失調症の臨床における価値多元主義が
現実のものとなり，そのことが，多様な価値観をもつ当事者・家族にとっ
て最善の状況をもたらすことである。

再発予防か社会参加か

　統合失調症概念に価値多元主義のスピリットを実装することが臨床にど
のような影響を与えるかということについて，たとえば再発予防と社会参
加のどちらを優先するかという，臨床医には馴染みの論点で考えてみたい
（再発予防と社会参加の両者を同時に最大限実現できればよいのは当然であるが，
この2つの目標が二律背反になる場合があることは，臨床医であれば誰でも経験す
るところである）。この論点について，筆者は価値多元主義の立場から，治
療者によって一定の幅があってもよいと考えている。それどころか，一定
の幅が「あるほうがよい」とさえ考えている（もちろん，医師によってまっ
たくバラバラでは困るので，そのためにガイドラインがあるのだけれども，ガイド
ラインを逸脱しない範囲内でも，治療者がとることのできる判断にはかなりの幅が
ある）。それでは筆者自身の立ち位置はどのあたりかというと，再発予防
はできる限り行おうとするが，例外的な事例では再発予防のための処方を
中止し無投薬で経過をみる場合もある（もちろん，この意思決定には筆者の価
値よりも，患者の価値を優先するのであるが，筆者自身の価値を完全に中立にして，
判断を患者の価値のみに委ねることはできない。昨今，共同意思決定という言葉が
やや軽く用いられているが，共同意思決定のスピリットとは本来，治療者側も腹を
括るということであろう）。

この問題について同僚と議論することもあるが，筆者以上に再発リスクに慎重で，無投薬での経過観察は一切行わないという医師もいる。逆に，筆者以上に再発のリスクをとり，患者の社会参加を優先する医師もいる。

一人ひとりの治療者は，腹を括って1つの価値を携えており，自分自身の価値を自覚している。そのうえで，それぞれの治療者は，自分自身の価値とは異なる価値を携えた別の医師が存在するということを認識している。そして，そのような多様性を解消すべき問題と見なすのではなく，むしろよいこととするのが価値多元主義ということになる。

おわりに

「統合失調症とは何か？」という問題について，そもそもどういう「問い」が適切であるかという主題について筆者の見解を述べた。筆者は，統合失調症を，社会や文化による構築物ではなく，生物医学的な疾患であると考えている。この見解は現代のメインストリーム精神医学と大きく重なっている。しかしながら，この見解を2つの注釈で筆者は補完している。第一は，方法多元主義である。統合失調症はその疾患概念自体に主観体験が深く組み込まれているために，病態理解や診断，さらには治療的かかわりにおいて，根本的に異なる2つの方法（「了解」と「説明」）を採用せざるをえない。第二は，価値多元主義である。統合失調症は若年発症することの多い慢性疾患であり，その精神病理の中核に「不十分な病識」という特徴をもち，また社会的偏見が強い疾患である。これらのことから，その臨床において治療者はマニュアル通りにやっていればよいというわけにはいかず，みずからの価値観を携えて腹を括って臨む必要があるのである。

［文　献］
(1) 村井俊哉「精神医学における精神病理学の立ち位置」『臨床精神病理』43巻，47-52頁，2022年

(2) Brüne, M.: On human self-domestication, psychiatry, and eugenics. *Philos Ethics Humanit Med* 2: 21, 2007.

(3) Harrington, A.: The fall of the schizophrenogenic mother. *Lancet* 379: 1292-1293, 2012.

(4) 村井俊哉『統合失調症』岩波新書，2019 年

(5) 村井俊哉「『統合失調症とはどういうことか？』という問いについて」『精神神経学雑誌』123 巻，600-604 頁，2021 年

(6) Ghaemi, S.N.: *The Concepts of Psychiatry: A Pluralistic Approach to the Mind and Mental Illness.* Johns Hopkins University Press, 2003.（村井俊哉訳『現代精神医学原論』みすず書房，2009 年）

(7) Ghaemi, S.N.: *The Rise and Fall of the Biopsychosocial Model: Reconciling Art and Science in Psychiatry.* Johns Hopkins University Press, 2010.（山岸洋，和田央，村井俊哉訳『現代精神医学のゆくえ―バイオサイコソーシャル折衷主義からの脱却』みすず書房，2012 年）

(8) 村井俊哉「生物・心理・社会モデルの折衷主義を超えて―ガミーの多元主義とヤスパースの方法論的自覚」石原孝二，信原幸弘，糸川昌成編『精神医学の科学と哲学』東京大学出版会，2016 年，198-219 頁

(9) 村井俊哉『精神医学の概念デバイス』創元社，2018 年

(10) 村井俊哉「臨床心理学における教条・折衷主義から多元主義へ」藤山直樹，笠井清登編著『こころを使うということ―今求められる心理職のアイデンティティ』岩崎学術出版社，2020 年，289-352 頁

(11) Kapur, S.: Psychosis as a state of aberrant salience: A framework linking biology, phenomenology, and pharmacology in schizophrenia. *Am J Psychiatry* 160: 13-23, 2003.

第2章

「統合失調症という問い」に生物学が答えようとしたこと

Itokawa Masanari
糸川昌成

はじめに

　統合失調症という問い。筆者にとってそれは，個人的に刻み込まれた体験といえるような気がする。思い返してみれば，あれはあっけらかんとした出会いがしらの出来事だった。

　筆者は 1991 年の秋に大学病院で研修を終え，福島県の精神科病院の常勤医になった。このときから，週末に筑波大学を訪ね遺伝子を調べる実験を始めた。シンボリックな figure が 2 枚，あの頃の研究を支えてくれた。1 枚は，カナダの薬理学者フィリップ・シーマンが発表したものだ (図2-1)。精神科の治療薬は偶然発見されたものばかりである。最初の抗精神病薬クロールプロマジンも外科医によって外傷性ショックの実験中に見出され，たまたま持ち合わせた幻覚と妄想を無力化する効能が，たちどころにこの薬を世界中に広めた。しかし，なぜ効くのか，メカニズムは 20 年近く不明なままだった。それを解明したのがシーマンだ。彼は，抗精神病薬が脳のドーパミン D2 受容体に作用している証拠を初めて示したのだ。

　神経は細長い電線のような構造をしていて，神経細胞同士はそれを使って電気信号のやりとりをする。電線の終わりには関所（シナプス）があり，

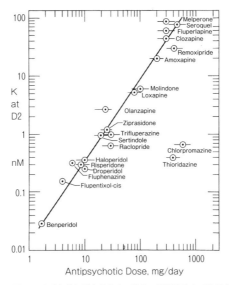

縦軸は各抗精神病薬がドーパミンD2受容体と引き合う力の強さ，横軸は臨床で使用する抗精神病薬の投与量。受容体と引き合う力が弱い抗精神病薬ほど投与量が多くなる。幻聴や妄想が消える投与量と受容体との結合しやすさは直線的に相関した。

図2-1　抗精神病薬とドーパミンD2受容体（文献1）

そこではドーパミンが重要な通行手形となる。シーマンが示した証拠は，抗精神病薬が手形を止める事実を示していた。まるで，手形が乱発されて関所破りが横行する街道筋のように，統合失調症を治すには手形を止めることが有効だったのだ。

　もう1枚は東京大学の井上英二が発表したものだ(2)（図2-2）。双生児や養子を対象とした研究結果から，統合失調症には遺伝的な要因がかかわるといわれていた。統合失調症の親をもつ子どもは，そうでない子どもより養子に行った先で統合失調症にかかる率が高く，このことから家庭環境を変えても遺伝の影響が残るという。一方，井上の研究はもっとシンプルだ。統合失調症を経験した人物を起点として，そこから血縁の濃い順に親族を並べ，統合失調症の発症率を比較した。すると，血縁の濃さと発症率の間に直線的な相関がみられたのだ。

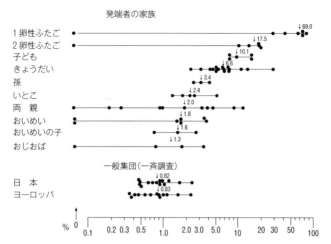

発端者の家族

統合失調症当事者の親族を血縁の近い順に上から並べている。下にいくほど血縁が薄く，最下段は赤の他人（一般集団）。横軸が発症率。血縁の近さと発症率は相関的だった。

図 2-2　統合失調症の発症率と血縁関係（文献 2）

　シーマンと井上の図の重なり合う部分を，筆者は研究テーマに選んだことになる。つまり，統合失調症を経験した人のドーパミン D2 受容体の遺伝子には，そうでない人の遺伝子とは異なる箇所があるはずだとにらんだわけだ。当時，遺伝子を解読するには今よりずっと手間がかかった。3 年かけてようやく筆者が遺伝子を読み終える頃には，世界の主だった国から解読結果が発表されてしまっていた。それらはみな患者と健常者の遺伝子の間に違いはないという結果だった。筆者は週末が来るたびに気が重くなった。何度も筑波へ行くのをやめようと思う。それでも実験を続けられたのは，シーマンと井上の Figure のおかげだ。2 つの図を見ながら，「あるはずなんだけどな」とつぶやいた。そして 3 年目の実験で，ついに遺伝子の違いを見つけたのだ。世界の研究室が大方，ドーパミン D2 受容体に遺伝子の違いはないと決めかけていたときだ。筆者の発見は『ランセット』という一流医学誌に掲載され，新聞やラジオでも報道された。

　遺伝子の違いが果たして受容体の働きを変えるのか。今度は週末に東大

へ通い，培養細胞を用いて実験を始めた。そして2年後，遺伝子の違いが手形を乱発させるような変化を起こすことを突き止めたのだ[5]。この頃の筆者は，シーマンと井上の図を眺めながら，もう少しで統合失調症がわかると思ったものだ。

　ところが，そんな簡単に事は運ばなかった。なぜなら，世界中の30を超える研究室で，筆者の見つけた遺伝子の特徴が健常者からも続々と発見されたからだ。こうなると条件闘争である。患者と健常者でどちらが多いかという話にすり替わる。33件の追試結果を合体させた巨大なデータが2つの研究グループから発表され，その特徴が僅差で患者群から多く見つかると決着がついた[6][7]。しかし，こんな僅差ではとうてい統合失調症を説明できない。その違いを見分けるのは手形文字の間違い探しくらいに紛らわしい，わずかな差でしかない。これが筆者にとって「統合失調症という問い」の始まりとなる。なぜなら，その後の20年間で数百の遺伝子が調べられたが，どれも似たような僅差ばかりだったからだ。

てんかんの原因遺伝子

　どうして，統合失調症の遺伝子研究は僅差しか見つけられないのだろう。一方で，妄想のような純然とした精神症状を対象としなければ，原因遺伝子が見つかるのはなぜだろうか。わかりやすい例を，てんかんの遺伝子研究で示してみたい。

　先ほど神経は電気信号をやりとりすると述べたが，いわばその電源スイッチ（Na^+チャンネル）の遺伝子変異がてんかん患者から見つかった。健常者6500人を調べても，この変異は見つからない。統合失調症のように健常者でも見つかって，条件闘争にすり替わることがない点がまず違う。培養細胞に変異のあるスイッチと変異のないスイッチを再現すると，変異のあるスイッチはブレーカーが落ちにくく（図2-3A）[8]，放電の頻度が増えている（図2-3B）[8]。てんかんは，脳波で特徴的な波形を認め，意識を失い全

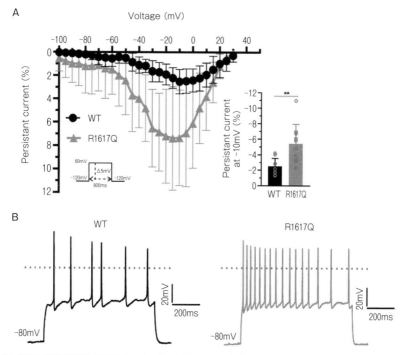

（A）縦軸は培養神経細胞の放電を抑制する力。変異スイッチ（灰色の線）は変異のない正常スイッチ（黒い線）より放電を抑える力が低下している。（B）ラットの放電実験の結果。左は正常スイッチ，右は変異スイッチ。変異のあるスイッチを再現した海馬の神経細胞のほうが，正常スイッチのそれと比べて放電が増えている。

図 2-3　神経細胞にスイッチ遺伝子を再現した結果（文献 8）

身が痙攣する症状を示す。神経の電源スイッチの遺伝子から発見された患者にしか認められない変異は，細胞レベルでスイッチの障害を再現し，放電の頻度を増やす。遺伝子や細胞というミクロで生じる事実が，てんかんの脳波や痙攣というマクロの現象と因果的に連結可能なのだ。

　ここに，還元主義的サイエンスの基本姿勢が反映されている。それは，全体は部分から構成されるというコスモロジーであり，細部に全体の真理が宿るという信念である。脳は 140 億の神経細胞で構成される。培養細胞で観測された放電頻度の増加は 140 億の脳細胞に敷衍され，痙攣発作という全体へと導かれる。てんかんの例を見ると，筆者もいい線は行っていた

はずだということがわかる。患者から見つかった遺伝子の違いが，培養細胞で手形の乱発にたどり着いたところまでは。

　てんかんと統合失調症の遺伝子研究を比べると，違いが２つあることに気づく。１つ目は，患者から見つかった遺伝子の違いが健常者からも見つかってしまうか否か。２つ目は，培養細胞で再現された現象が，てんかんでは痙攣という人間の個体レベルの症状に結びついたのに，統合失調症では個体レベルの幻聴や妄想とは結びつかないことだ。

　どうやら研究対象には，還元主義的サイエンスの解析になじむものと，そうでないものがありそうだ。部分が全体の一部にならないもの，全体が細部に分割できないもの。これらは，還元主義のコスモロジーでは描き切れないようだ。

蟻塚の科学

　てんかんではうまくいく遺伝子研究が，なぜ統合失調症では駄目なのか。どこで明暗が分かれるのだろう。違いをはっきりさせるために，部分から全体が導けない具体例を，蟻塚と蟻の関係で示してみたい。

　アフリカのシロアリ（*Macrotermes bellicosus*）は，1.5～2メートルもの高さの蟻塚を作る（図2-4A）。典型的なコロニーでは，100～200万匹のシロアリがここに住み，毎時約1.5リットルの酸素を消費する。シロアリは巣内で餌となる菌類を栽培し，それらも毎時約8.2リットルの酸素を消費する。巨大な蟻塚の内部は，大量の酸素と二酸化炭素が十分に換気され，内部温度や湿度も一定に保たれる必要があるため，柱・壁・通路・王室といった複雑な構造をとる（図2-4B）。シロアリによる蟻塚の建築は，「土の粒を拾い上げて運んで置く」という単純な行動アルゴリズムで規定されている。拾い上げられた土はシロアリの唾液が混ぜられることで粘着性の物質となる。唾液には誘引物質セメントフェロモンが含まれており，他のシロアリを誘引する。

A　ナミビアの蟻塚（文献10）

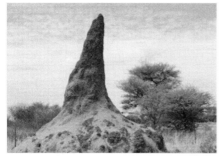

B　蟻塚の断面図（文献11）

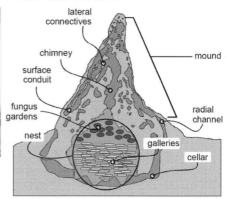

図2-4　シロアリの蟻塚

　シロアリの行動アルゴリズムをシンプルな実験環境で再現するために，均一に土を敷き詰めたシャーレ上にシロアリ集団を置いてみる。すると，ランダムに土を拾い上げ唾液を加えて無秩序に置く活動が続くだけで，しばらく構造物は形成されない。ところが，シャーレ内の土粒の分布にゆらぎが生じ，ある箇所に土粒が堆積すると変化が生じる。なぜなら，そこだけセメントフェロモンの濃度が周囲より高まるからだ。すると，次々とシロアリがそこへ土粒を運ぶようになり柱が形成され，シャーレ内にいくつもの柱が整然と並ぶパターンができあがるのだ。実験的にシャーレでみられた柱の形成プロセスは，自然界では環境の影響でもっと複雑な構造に変化する。たとえば，風の向きでフェロモンの拡散に方向性が生まれると，シロアリの流れが変化し壁が形成されるといった具合に。

　シロアリは単純な行動アルゴリズムしかもたないため，巨大で複雑な蟻塚の構造はシロアリの遺伝子を調べてもわからない。シロアリには前もって用意された設計図がないのに，秩序をもった構造物が自発的に生じる。このように部分の総和では描けない全体が発生することは創発現象と呼ばれる。創発現象は，非線形科学や散逸構造論など流体力学や化学系の現象で検討されてきたが，マクロ経済学や社会学，粘菌の空間パターン，鳥や

魚の群れ行動などに応用が広がっている。

　てんかんの痙攣発作は神経細胞の放電増加を積み上げた総和として適切に予測し説明できる。一方，自我や意識，人格，思考などの高次脳機能は，個別の神経活動の総和で予測や説明ができない創発現象である。筆者がドーパミン受容体の手形乱発をいくら調べても，統合失調症の幻覚や妄想につながらなかったわけである。

種と類型

　「統合失調症という問い」を，筆者の個人的体験から始め，明暗の分かれたてんかんと統合失調症の遺伝子研究までたどってみた。症状あるいは病態が創発現象であるか否かが，てんかんと統合失調症の明暗を分けたようだ。実は，明暗を分けたものはもう1つある。それは，身体科医療で扱うものが「疾患」であるのに対し，精神科医療のそれは「類型」であるという違いだ。

　身体科の関係者たちと話していると，「肺炎は肺の病気で狭心症は心臓の病気だ，同じように精神疾患は脳の病気ではないのか」と問われることがある。当事者やその家族もまた，同様の疾病観をベースに質問をされる。そうした場で，「身体科で扱うものは疾患で，精神科のそれは類型である」と述べるといつも不思議そうな顔をされる。

　精神医学の対象には，脳腫瘍による幻覚などの明らかに疾患的なものと，ゲーム障害のように疾患的ではない——たとえばゲーム大会で生計を立てられるほどの賞金を稼ぎ，世間から羨望されみずからを誇りに思うような人は診断されない——ものがある。[(12)] 精神医学とは，ゲーム障害のような社会適応や社会的価値と深く結びついた障害から，外因性精神病のような明らかに生物学的な疾患までを扱う特殊な医学領域である。それだけではない。SSRIの発見と使用増加によって，それまで医療の対象とはされなかったような憂うつまでが，診断され服薬につながったりする。新しい薬の

発見で治せる苦痛が見つかれば——それまで「人前で緊張しやすいあがり性」だったものが、社交不安症というれっきとした病名がついて診断・治療されるように——新しい病気が誕生することさえあるのだ。⁽¹³⁾一般の人たちが考えるように、冠動脈の狭窄のようなモノとして、手にとることのできる「精神疾患」がそこら辺に実在しているわけではない。

　精神医学が扱う疾患的な病気の1つに、脳腫瘍による幻覚や甲状腺機能亢進による躁状態といった生物学的な病気（外因性精神病）がある。そして、外因性精神病以外の疾患的なものに、脳腫瘍のような生物学的な原因が見つからない内因性精神病——統合失調症と双極性障害——がある。

　統合失調症もほかの精神疾患と同様に類型である。慢性進行性の経過や自分の考えが他人に伝わってしまうといったいくつかの特徴で類型化されたものが統合失調症と呼ばれる。それは、「絶対的権力を独占的に行使する支配者」という独裁者の類型に、サダム・フセインやヒットラーを合致させるのと同じやり方である。この点が、たとえば冠動脈造影で冠動脈の狭窄が確認されて狭心症と診断される疾患とは異なる。統合失調症ではドーパミンが増えるとか眼球運動が小さいといった論文はたくさん出ているが、それをもって、PCR検査陽性で新型コロナウイルス感染症と診断するような、原因と結果の因果関係を判断できるわけではない。ここが、類型である統合失調症と、種（疾患）である新型コロナウイルス感染症との違いである。

　身体疾患は、たとえ症候群（類型）が探究の出発点であっても、研究が進めば、たとえば管が狭いといったモノの証拠を突き止めて疾患（種）となる。ところが精神科の類型は、「興味の喪失」や「慰めや励ましに反応しない抑うつ」といった形而上の特徴から構成される。そのため、研究が進んでも形而下のモノにはいっこうにたどり着かない。たとえば、科学論文のデータベースPubMedで統合失調症のバイオマーカー（モノ）を検索すると、1990年以降だけで4800以上の論文がヒットする。しかしそのほとんどで、患者群と健常者の間に大きなオーバーラップが生じている⁽¹⁴⁾（図

A　視床におけるグルタミン値（文献 14）

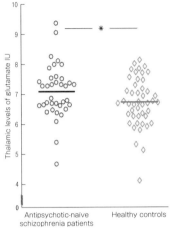

B　ハンチントン舞踏病の原因遺伝子の 3 塩基（CAG）
　　反復数の分布（文献 15）

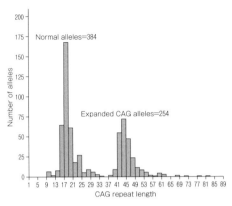

（A）左は統合失調症の未服薬例，右は健常対照。統合失調症が類型であるため，種のように不連続な数値の分離がみられない。（B）ハンチントン舞踏病では原因遺伝子ハンチンチンの 3 塩基（CAG）の反復数が増加することで，病原性が増し舞踏病を発症する。ブラジルの舞踏病 179 家系の罹患者と家族の CAG 反復数を示した。縦軸は人数（正確にはアレル数），横軸は CAG 反復数。病原性のある反復は 45 回をピークとし，家族由来の病原性のない遺伝子のピークは 17 回であり明確な二峰性を示す。マーカー（CAG の反復数）が不連続であることから，ハンチントン舞踏病が類型ではなくハンチンチン（モノ）を原因とする種であることがわかる。

図 2-5　類型と種のバイオマーカー（文献 11）

2-5A）。筆者が発見した統合失調症の遺伝子の違いが，健常者からも見つかったのと同じである。一方で，ハンチントン舞踏病のような身体疾患では，病因と直結するマーカー（病因遺伝子の CAG 反復数）が健常者と罹患者の間でオーバーラップを生じない[15]（図 2-5B）。なぜ精神疾患のバイオマーカーは正常値と連続的になってしまうのだろうか。

　それは，統合失調症や双極性障害がシマウマやホッキョクグマのような自然種ではなく，類型だからではないか。たとえば，インド象とアフリカ象のように似た系統の動物の DNA 配列は同じ部分が多い。一方でキリンとクジラでは DNA 配列がずいぶんと異なる。こうした DNA 配列の似たものと違うものを分類すると，家系図のような分子系統樹が描ける。異なる自然種は分子系統樹で別の枝に不連続に位置づけられる[16]。東アジア人の

ゲノムを解析してみると，漢民族，シーサンバンナ・タイ族，ホーチミン・キン族のDNAは連続的だが，日本人と縄文人のDNAはこれらとは不連続である。漢民族，タイ族，キン族という類型の間には，キリンとクジラのような，あるいはハンチントン舞踏病患者と健常者のような，不連続なDNAの違いは認められない。統合失調症という形而上の類型も，DNAも含めた形而下の不連続で明瞭な境界をもたないのだろう。

形而上の類型から形而下の種へ

　精神医学の現状では，「憂うつな気分」とか「自分の考えが人に知られている感じ」といった形而上の類型しかない。身体疾患が類型（症候群）からスタートしても，モノを突き止めて種（疾患）になるように，精神疾患も，形而上の類型から形而下のモノにたどり着けないだろうか。そこで筆者が考えついたのが，できる限りモノの要素を強めてコトの要素を排除するようなアプローチだった。そうすれば，複数の原因が混在する類型（症候群）から単一の原因（モノ）にたどり着き，種（疾患）を抽出できるのではと思い至ったのだ。

　具体的には，際立った症状（家族関係や生育環境などコトの影響を度外視できるほどに重篤な状態）を示す症例だけを研究対象とする。そして，外れ値（モノとしての測定可能性を追求）を示した患者の病態を原型（プロトタイプ）とし，同じ病態（モノ）を外れ値から正常値まで緩やかなスペクトラムとして一般症例まで敷衍してみた。原型を頂点として一般症例を底面とする，三角錐のような疾患単位（種）になるはずだと考えたからだ。

　その結果，コトの要素を除外できるほど重篤な患者から，珍しい遺伝子の特徴を見出した。この遺伝子は終末糖化産物（advanced glycation end-products：AGEs）を抑制する酵素のもので，遺伝子の違いのために酵素の活性が半減していた。酵素活性が低下したこの患者では末梢血で抑制し切れずに蓄積したAGEsが健常者の4倍に増え，ビタミンB6が5分の1に

低下していた。ビタミンB6にもAGEsを低下させる作用がある。そのため，酵素の活性不足で蓄積したAGEsの抑制にビタミンB6が動員され枯渇した可能性が考えられた。この症例をプロトタイプと考えて一般症例のAGEsとビタミンB6を測定したところ，患者群の4割でAGEsが蓄積し6割でビタミンB6が低下していた。[18] 目論見通りに，外れ値から正常値まで緩やかなスペクトラム状の三角錐が見えてきたのだ。AGEsが蓄積した4割の患者は蓄積しない患者より，認知機能検査の成績の低下がみられ，[19] 神経の微細構造が健常者と異なることも示唆された。[20] AGEsというモノを冠動脈の狭窄のように見立てると，ひとまず認知機能と神経構造をセットにした疾患的なもの（種もどき）が抽出できたように見える。

形而下の模倣から離れて

　モノの要素を強めコトの要素を排除する研究によって，症候群（類型）から疾患的な集団を抽出した自験例を紹介した。これは，統合失調症という類型が疾患的——脳の何らかの生物学的変化がかかわる——であることによって，可能になったのではないだろうか。一方，ギャンブル障害のように疾患的ではない病の場合，社会適応や社会的価値が類型の骨格となる。

　ここまで，「統合失調症という問い」に身体疾患研究を模倣する努力で答えようとしてきた。ここからは反対に，身体疾患から距離をとる，疾患的ではない精神障害について考えてみたい。身体疾患を真似るのではなく違いを見ることで，「統合失調症という問い」に対して裏側からネガフィルムのような答えを求めてみる。例として，19世紀から20世紀初頭に欧米そして日本でも流行した「神経衰弱」を取り上げよう。

　神経衰弱はアメリカのG・M・ベアードが1869年に発表した疾患概念である。[21] ベアードは神経衰弱の特徴的症状として頭痛，耳鳴り，希望のなさ，不眠など多くを列挙し，それらが神経の消耗によって生じるとした。[22][23][24] そして，アメリカ文明という社会的要因によって生じる神経力の欠乏とい

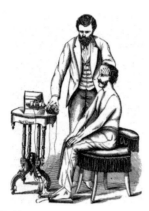

胃の症状に対しては，3～5ミリアンペアの定電流を12分間用い，負電極を背側下部に，正電極を左季肋部に装着する。

図2-6　電気療法（Elektrotherapie）（文献25）

う生理学的機能障害，すなわち身体的要因を介して神経衰弱が発症すると考えた。ベアードは5大環境要因として，蒸気力，電報・電話，定期刊行物，科学の進歩，女性の活動を挙げ，文明社会にみられるストレスによって神経系が弱まり退行して発症につながるとした。19世紀は電気生理学の発達し始めた時期であり，ベアードはデュ・ボア＝レーモンの電気神経刺激理論，M・ホールの神経反射理論，ヘルムホルツのエネルギー保存理論の影響を受けた。これら生理学の理論が神経力の欠乏仮説に適応されると，神経衰弱の治療に電気療法が用いられるようになる(25)（図2-6）。

　神経衰弱はアメリカからヨーロッパ大陸に受容されたが，イギリスやフランスに先駆けてドイツが真っ先にその概念を取り入れた。それは，1871年にヴィルヘルム1世が即位してドイツ帝国を成立させ，ビスマルク宰相がドイツの近代化と工業化を強力に推し進めたことと関連する。なぜなら，この状況はアメリカ文明病とされた神経衰弱概念を受け入れる最適な社会背景となったからだ。(21)ドイツ社会の近代化により中流階層の男性雇用労働者が増えた。その結果，彼らが仕事に追われ心身の不調をきたすという，ベアードが見たアメリカと同様の状況が発生したのだ。ドイツでは1880年頃より神経疾患を診療する私立クリニックが増え，そこで神経衰弱の診断が行われた。疲労のほかに抑うつや不安など精神症状をもちながら，神経疾患として診断・治療を受けられることが中流階層の男性患者から歓迎されたのだ。スティグマに敏感な大衆が，クリニックの増加を後押ししたようにも見える。

神経衰弱概念の変遷

　社会的要因と身体的要因によって発症するとされたアメリカの神経衰弱概念がドイツに輸入されると，その発症要因は「変質」および「遺伝」へとパラダイムシフトされた。変質とは，フランスの医師モレルが1857年に発表した「変質概論」で打ち立てた概念で，疾患的な遺伝性変化が世代を経るごとに病原性を増し，最終世代で子孫が絶える現象とされた。モレルは例として，風土に体質を適応させるよう白人とは別にアジア人が存在することを変種として取り上げ，それと対照させるようにして病的原理に基づく根本的な変化を提案し変質とした。(26)

　さらに，ウィーン大学のクラフト－エービングは，神経衰弱を変質の表現型の1つとし，神経系の病的素因を「神経病性体質」と呼んだ。チュービンゲン大学のグリージンガーも，身体のエネルギーの乏しい人が精神疾患になりやすいとする「神経病性素質」を提唱していた。クラフト－エービングの「素因・体質」やグリージンガーの「素質」といった，スティグマに敏感な大衆から歓迎されたアメリカの神経衰弱概念にはなかった個体側の脆弱性がドイツでは加えられたのだ。ベアードは神経衰弱を神経疾患と考え，いずれ神経系の機能的・物質的異常が見つかるだろうと予測した。ところが，神経内科医たちが解剖や機能的研究を行っても異常を見出すことはできず，彼らはやがて診断や治療から身を引くことになる。神経衰弱概念は，1914年の第一次世界大戦頃から衰退し始め，1920年代にはドイツ医学界では省みられることがなくなった。

　一方日本では，ドイツを経由した素質や遺伝論に基づく神経衰弱概念が導入され大流行した。それは，江戸時代から明治維新を経て，日本が急速に近代化・西洋化にまい進した時期に一致する。19世紀のアメリカ文明社会やドイツの近代化と類似した社会情勢が日本でも生じていたのだ。1925〜1935年の東京帝国大学の精神科外来で神経衰弱・神経質と診断された症例は全体の36％に及んだ。夏目漱石の『それから』にも「悉く切(21)

表 2-1　神経衰弱症と神経質との関連（文献 27）

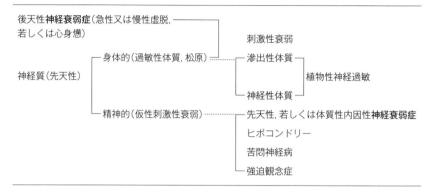

り詰めた教育で，さうして目の廻る程こき使はれるから，揃つて神経衰弱になつちまふ」と登場するほど，一般社会でもメジャーな疾患となっていた。

　当時の日本では，森田正馬が森田療法を創始していた。森田は神経症のメカニズムに，症状に注意が集中することで症状を強化する「とらわれの機制」を提案し，「あるがまま」を示す森田療法によって症状へのとらわれから離脱し，自然な心のあり方が養われる森田神経質の概念を考案した。森田神経質は，日本独自のもの，東洋の禅に由来するものとして評価が高いが，森田は自身の神経質概念の一部にベアードの神経衰弱を取り込んでいた（表 2-1）。[27]

　しかし昭和 30 年代以降，神経衰弱の診断数は著しく減り，現在の精神科医療ではまったくみられなくなった。一方，一般社会で統合失調症への偏見が著しかった時代に，そのスティグマを避ける目的で，勤務先などに提出する診断書に神経衰弱という診断名を用いる現象が生じた。

症候群と疾患

　アメリカ文明という社会的要因と神経力欠乏という身体的要因。社会と身体の出会いがしらで生じたはずの神経衰弱は，ドイツに受け入れられる

と素質・素因・遺伝といった個体側の脆弱性が考慮され始める。日本に来ると禅に由緒する森田神経質に合流し，最後にはスティグマ回避のため統合失調症の診断書に利用された。いったい，どうしてこんな融通無碍なことが起きてしまうのだろう。

1つは，神経衰弱がゲーム障害のように，疾患的ではない点が挙げられる。ゲームへの没頭が社会的な不適応につながらず，むしろ成功者として本人も満足し周囲からも称賛される場合，ゲーム障害という診断の対象にはならない。同様に，アメリカ文明で多忙な職業生活を送り頭痛や耳鳴りを生じても，仕事で成果を上げ本人も症状を苦に感じていなければ，医療機関に来ることも診断されることもない。本人の苦痛と周囲の評価は，社会からの影響を大きく受ける。たとえば少し前の診断基準では，性同一性障害について，自覚的な性別と生物学的性別の不一致に加え，本人が苦痛を感じることが挙げられていた。これは，社会がLGBTに不寛容だったからこそ生じ得た苦悩である。最新版のICD-11で性同一性障害そのものが精神疾患から外されたことに象徴されるように，疾患的ではない精神科の病は，社会の評価・価値観や適応と深く結びつく。神経衰弱が疾患的ではないことは，アメリカ，ドイツ，日本でそれが融通無碍に姿を変えた歴史的事実と深く関連しただろう。

神経衰弱の変遷には，もう1つの背景要因が考えられる。それは，ほかの精神疾患と同様に，神経衰弱が類型だということである。つまり，ベアードは蒸気力や電報・電話などの5大環境要因と，頭痛や耳鳴りなどの症状をセットにした類型を考えたことになる。

類型は精神疾患に固有というわけではなく，身体疾患でも類型はある。しかし，多くの身体疾患の類型（症候群）は提唱された後，研究が進み原因となるモノが突き止められて種（疾患）となる。狭心症を例に考えてみよう。1768年に英国王立内科医協会が主催した記念講演で，イギリスの医師ウィリアム・ヘバーデンが，突然発作的に生じる胸痛，発作と発作の間は症状なく健康，精神的な変動が影響し炎症性のものでは生じず睡眠中

にも起こるという類型（症候群）を提示し，狭心症と命名した。1912年に
アメリカの医師ジェームズ・ヘリックが，症状と病理（モノ）を結びつけ
ることで心筋梗塞と狭心症という種（疾患）を分離し，ヘバーデンの類型（コ
ト）は種（モノ）に単離精製されたのだ。狭心症は冠動脈という管状のモ
ノが狭くなることが発症であり，ニトログリセリンやバルーンで管が太く
なれば治癒する。類型（症候群）の治療が対症療法的とならざるを得ない
のに対し，疾患（種）では根治療法が可能となる。

類型と言語

　疾患的ではない類型である神経衰弱が，国を跨ぎ時代を経て融通無碍に
変化した過程を振り返った。疾患的ではない類型の変幻自在ぶりを，アメ
リカ，ドイツ，日本の言語が違うことに着目して考えてみたい。なぜなら，
言語とはそれが話されている社会にのみ共通する，経験の固有な概念化で
あり構造化であるからだ。各言語は1つの世界像を形成し，言語はそれを
通して連続した現実を非連続化させるプリズムとなる。

　たとえば，現代の日本語圏の虹は，紫・藍・青・緑・黄・橙・赤の7色
から構成される。しかし，江戸時代までは陰陽五行説により黄・緑・紺碧・
紫・赤紅の5色，あるいは南蛮系天文学に基づき紫・緑・紅の3色だった。
英語では，purple, blue, green, yellow, orange, red の6色，アフリカ南部
のローデシア地方のショナ（Shona）語では cipswuka, citema, cicena の3色，
中央アフリカのウバンギ地域のサンゴ（Sango）語では vuko と bengwbwa
の2色に区切るのみである。

　人間の目は解剖学的にカメラと驚くほど似た構造をしている。しかし，
我々は水晶体を通過して網膜に移った可視光を，ただフィルムが感光する
ように見ているわけではないということだ。言語を駆使して意味づけをし
構造化したものを意識的に見ているのである。このことを言語学的に検討
したのが，アメリカの言語学者サピアとウォーフである。彼らは，言語が

人間の認識を形作るという，いわゆるサピア・ウォーフ仮説を提唱した。サピアとウォーフは，イヌイットの言語に雪を表現する単語が30以上あるのは，氷雪に囲まれて生活する環境が雪を多様に認識する言語を醸成したためだとしている。反対に，階級社会と無縁で自給自足が可能な温暖な環境では，少ない単語で世界を構造化できる。南米アマゾンの原住民ピダハン族の言語は，音素が母音は3つ，子音は8つしかない[32]。ちなみに，日本語の音素は母音が5つ，子音は14個だから，彼らの音素が極端に少ないことがわかる。ピダハン語では親に該当するbaixiという単語があるが，これには性差がない。つまり，父親と母親を同じ単語で表現している。ピダハン語では数に関する単語も乏しく，1つ（hói）とそれ以上（hoi）しかないという報告もある。右と左や色を表す単語もなく，文法にも未来形や過去形のような時制がない。文明から隔絶された自給自足のアマゾンの生活環境が，こうした言語体系を生んだとされる。

　環境が言語に影響し言語が世界像を構造化するならば，1つの類型が異なる言語社会において形を変えることは当然ではないだろうか。

言語とふるまい

　言語が影響するのは，形而上の類型概念にとどまるのだろうか。形而下の身体さえも，コトバによる構造化を受けはしないか。たとえば，日本語で「からだ」を身体と表記するようになったのは明治以降のことだが[33]，これは明治の知識人が英語のcorpseを「身体」と翻訳したからだ。corpseには屍体の意味もある。聖書創世記の冒頭に，「主なる神は土のちりで人を造り，命の息をその鼻に吹きいれられた」とあるから，神から精神を吹き込んでもらわないと人間になれない，泥からできた身体観といえるのかもしれない。

　近代西洋医学においても，言語による構造化は重要な役割を果たしている。西洋医学は，診察所見や検査結果という実体的な根拠に基づいてわか

ることのみを重視する。そして、それらわかった事実を、厳密に定義された医学用語を用いて、言語優位にカテゴリー化する分析性が西洋医学の根本にある。当たり前だが、カルテには花鳥風月も情緒もない。医学用語という特殊言語で緻密に構成された情報体系なのだ。そして、西洋医学がもつ分析性の基礎に解剖学がある。解剖学的構造では、機能的役割や発生学上の重要性など、個体差を超えた普遍性が重視される。たとえば、口唇（単labium oris, 複labia oris）は、歯の前面を覆う部分全体を指し、一般的に「くちびる」と呼ばれる赤い部分（赤唇縁は俗称で解剖学用語にない）とそれ以外を区別しない。日常的にごく自然に認識される「くちびる」すなわち赤唇縁でさえ、構造的な固有機能や発生学的重要性が認められなければ、解剖学的構造として認定されないのだ。こうした厳密な解剖学が形作る機械論的な――からくり人形のような――身体観と、明治の知識人が「身体」という訳語を創る原語となったcorpse（屍体あるいは土のちり）までさかのぼると、壊れた部品を交換する――人工弁や人工股関節――という発想とは、よく馴染むのではないだろうか。

　西洋医学が主流になる明治より前のからだに「體」がある。骨が豊かとは、キリスト教圏の泥人形とはずいぶん異なった身体観ではないだろうか。それもそのはずで、江戸時代まで医学界の主流は東洋医学であり、西洋医学の解剖学的身体観とは異なるそれをもっていたからだ。たとえば、「腰」はどこかと聞かれるとヒップのあたりを指す現代人が多いはずだが、日本の伝統的な「腰」とは、着物の帯を巻きつける腰周りの骨の感覚を指した。具体的には髀骨、仙骨、鼠径部の感覚経験であり、解剖学的存在ではなかった。こうした腰の感覚をもった日本の民衆、農民の伝統的姿勢は、腰をかがめ顎を突き出し四肢が屈曲した姿勢だったのだ。明治19年の教育制度で隊列運動を中心とした兵式体操が教科に加えられ、大衆のふるまいは近代的なしぐさへと矯正された。繰り返し姿勢を注意し、整列して行進させる日本の体操教育の原型がこのとき作られたのだ。ヨーロッパにおいても、厳しい規律と訓練を課すことで、「従順な身体」（ミシェル・フーコー）

をもった近代的兵士が作り上げられた。

　言語によって固有の概念化を遂げた社会では，形而上の類型のみならず形而下の身体までもが固有の構造化を遂げ，その身体によるふるまいもまた，文化と世界像の影響を受けるのではないだろうか。たとえば，ヨーロッパのヒツジ飼いは，1本の杖を脇や腰に当てて全身をもたせかけて休むコツを得ているが⁽³⁵⁾（図2-7A），日本人ならまずこんな姿勢で休まることはないだろう。オーストラリアのアボリジニも，片足で休む姿勢が知られている⁽³⁵⁾（図2-7B）。日本人が電車内で居眠りする姿を欧米人は不思議に感じるというが，チベットのラダキにいたっては，膝をついて座り床に広げた両手に顔を伏せた姿勢で眠るのだ⁽³⁵⁾（図2-7C）。

A　杖で休むルーマニアの　　B　一本足で立つオースト
　　牧夫　　　　　　　　　　　　ラリア原住民

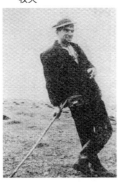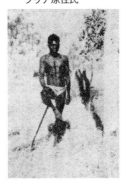

C　チベットのラダキの運搬人の眠る姿

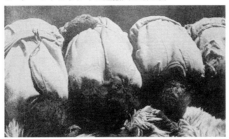

図2-7　さまざまな国の人々が休む姿勢（文献35）

内因性精神病に変遷があるか

　疾患的ではない類型として神経衰弱を例に挙げ，私たちが生きる世界は言語によって構造化されるため，神経衰弱の概念が国や時代によって変遷した事実を振り返った。疾患的である統合失調症の類型に，このような変遷は生じないのだろうか。

　たしかに，筆者が週末に筑波へ通いながら勤めた精神科病院でよく見かけたカタレプシーは，近年はめったに見かけることがなくなった。統合失調症が軽症化したといわれるが，どのような類型を統合失調症と呼ぶかが，時代や社会によって変わった結果を見ているだけかもしれない。一方，高度経済成長期の日本人の世界観と，バブルを経てコロナを経験した現在のそれがかなり異なる可能性も推測できる。それだけではない。あのころ畳敷きだった精神科病院から比べたら，現在の病院は格段にモダンになった。

　精神科医療にかかわる人々の認識や，当事者と家族の生きる社会もずいぶんと変化した。ここで，ヨーロッパの羊飼いやチベットのラダキの寝姿を引き合いに出すことはしないが，当事者のふるまいや症候が時代の影響を受けないはずはないだろう。

　ここで，文化と疾患のかかわりの一例として，認知症の臨床像の地域差について紹介したい。認知症の科学は，神経科学で最もめざましい発展——モノを突き止めて立派な疾患単位となった——を遂げた分野といえる。本来，水に溶け込んで生理機能を発揮するはずだったたんぱく質（タウ）が，加齢によって水に溶けにくい性質に変化したため，それらが神経細胞に溜まり細胞死をもたらした結果，記憶力が低下する。認知症では，徘徊，せん妄，ものとられ妄想などの周辺症状が，ケアを難しくする症状として解明が希求されている。東京都と沖縄県南城市で，同時期に高齢者の調査が行われたことがある。両地域の高齢者では等しく4％で認知症が認められ，発症頻度に差はなかった。ところが，東京の認知症で過半数に周辺症状が認められたのに対し，沖縄では708人中1人にしかみられなかったのであ

⁽³⁶⁾る。食生活や温暖な気候などいくつもの違いを考慮しなければならないが，興味深いヒントが沖縄地方の方言に⁽³⁷⁾ある。沖縄の敬語には，高齢者に対してしか使用されないものがある。たとえば，「それをとってくれ」と言うとき，相手が年下の場合は「とれ」，目上の人には「とみそーれ」，高齢者には「とてくみそーれ」となる。かつて，自分から高齢者に向かってしか使用したことがない敬語が，ある年齢になると自分に向けて周囲から使われる場面を想像してみてほしい。認知症の基本には不安がある。自分がどこにいるのか，何をしようとしていたのか，誰なのかがわからない不安。そんなとき，周囲から敬意をもって遇される。水に溶けにくい性質に変化したたんぱく質というモノ自体は，沖縄でも東京都でも変わりないはずだ。生物学的疾患であるはずの認知症の臨床像に沖縄の文化が影響を与えるとしたら，内因性精神病の軽症化といわれる現象にも同様のメカニズムがかかわりうるのではないだろうか。もしそうならば，内因性精神病の精神医学には，生物学と同時に，社会のかかわり方ももっと考慮されるべきではないだろうか。

おわりに

　本書の編者である古茶と村井は，それぞれの著書の中で次のように述べている。

　　心を自然科学の対象として扱うことの限界，もう少し正確に言い換えると，われわれが類型として使っている（使わざるを得ない）精神症候学がもつ自然科学とは相容れない特性なのではないか。さらには，われわれが単純に信じ込んでいる「脳と心の関係」が，実は因果律として成立していないのではないか。⁽¹²⁾

　　各レベル間の関連については，たしかにわかっている部分はわかっているが，

不明確な部分が多く残されている。そのこと自体は，どのような応用科学で
も同様のことであり，心の科学に特有の問題ではない。しかし，この不明確
さは，離れたレベル間の関連を推論しようとする時や，2つではなく，3つ以
上のレベル間の関連を同時に考えようとする時には，無視できない問題とな
ってくる。（中略）脳と心と社会を包含する全体的なモデルが一挙に描き出さ
れるというかたちで問題解決がなされることなどはなく，そういう仮説を立
てるとしたらそれは研究手法として間違っている，ということである。[38]

　筆者が創発や類型を用いて主張したかったことが，上記の古茶と村井の
指摘に汲み尽くされている。本章では「統合失調症という問い」を，筆者
個人の体験に始め，還元主義的サイエンスの固有体験にまで敷衍した。類
型から疾患的な小集団を取り出す試みは，現在も精神症状が創発現象であ
る壁を乗り越えられずにいる。還元主義的サイエンスは，解析手法をより
豪華にすること，解析対象をより大規模にすることで，この壁を乗り越え
ようとしているように見える。しかしながら，「統合失調症という問い」
を愚直に再考するとき，このやり方で壁の向こうに答えが見つかるとは到
底思えないのだが。

　本稿には拙著「疾患的なものと疾患的ではないもの―類型の変遷をめぐって」『こころと
文化』21巻，8-18頁，2022年，『脳と心の考古学』日本評論社，2020年の一部を加筆修正
して用いた箇所がある。また内容の一部はJSPS科研費19KT0001から支援を受けた。

［文　献］

(1) Seeman, P., Lee, T.: Antipsychotic drugs: Direct correlation between clinical
potency and presynaptic action on dopamine neurons. *Science* 188: 1217-1219, 1975.
(2) 井上英二「現在の遺伝精神医学とその問題点　精神分裂病と躁うつ病について」『精
神経誌』71巻，1278-1294頁，1969年
(3) Itokawa, M., Arinami, T., Futamura, N. et al.: A structural polymorphism of human
dopamine D2 receptor, D2 (Ser311-->Cys). *Biochem Biophys Res Commun* 196:
1369-1375, 1993.
(4) Arinami, T., Itokawa, M., Enguchi, H. et al.: Association of dopamine D2 receptor

molecular variant with schizophrenia. *Lancet* 343: 703-704, 1994.

(5) Itokawa, M., Toru, M., Ito, K. et al.: Sequestration of the short and long isoforms of dopamine D2 receptors expressed in Chinese hamster ovary cells. *Mol Pharmacol* 49: 560-566, 1996.

(6) Glatt, S.J., Jönsson, E.G.: The Cys allele of the DRD2 Ser311Cys polymorphism has a dominant effect on risk for schizophrenia: Evidence from fixed- and random-effects meta-analyses. *Am J Med Genet B Neuropsychiatr Genet* 141B: 149-154, 2006.

(7) Jönsson, E.G., Sillén, A., Vares, M. et al.: Dopamine D2 receptor gene Ser311Cys variant and schizophrenia: Association study and meta-analysis. *Am J Med Genet B Neuropsychiatr Genet* 119B: 28-34, 2003.

(8) Poulin, H., Chahine, M.: R1617Q epilepsy mutation slows Na V1.6 sodium channel inactivation and increases the persistent current and neuronal firing. *J Physiol* 599: 1651-1664, 2021.

(9) 水元惟暁，土畑重人「自己組織化から拓く社会性昆虫の生態学」『日本ロボット学会誌』35 巻，448-454 頁，2017 年

(10) Carey, N.E., Calovi, D.S., Bardunias, P. et al.: Differential construction response to humidity by related species of mound-building termites. *J Exp Biol* 222: jeb212274, 2019.

(11) Turner, J.S.: Termites as mediators of the water economy of arid savanna ecosystems. In: D'Odorico, P., Porporato, A. (eds.): *Dryland Ecohydrology.* pp.303-313, Springer, 2006.

(12) 古茶大樹『臨床精神病理学―精神医学における疾患と診断』日本評論社，2019 年

(13) 村井俊哉『はじめての精神医学』ちくまプリマー新書，2021 年

(14) Bojesen, K.B., Broberg, B.V., Fagerlund, B. et al.: Associations between cognitive function and levels of glutamatergic metabolites and gamma-aminobutyric acid in antipsychotic-naïve patients with schizophrenia or psychosis. *Biol Psychiatry* 89: 278-287, 2021.

(15) Castilhos, R.M., Santos, J.A.D., Augustin, M.C. et al.: Minimal prevalence of Huntington's disease in the South of Brazil and instability of the expanded CAG tract during intergenerational transmissions. *Genet Mol Biol* 42: 329-336, 2019.

(16) Nikaido, M., Rooney, A.P., Okada, N.: Phylogenetic relationships among cetartiodactyls based on insertions of short and long interpersed elements: Hippopotamuses are the closest extant relatives of whales. *Proc Natl Acad Sci U S A* 96: 10261-10266, 1999.

(17) Kanzawa-Kiriyama, H., Kryukov, K, Jinam, T.A. et al.: A partial nuclear genome of the Jomons who lived 3000 years ago in Fukushima, Japan. *J Hum Genet* 62: 213-221, 2017.

(18) Arai, M., Yuzawa, H., Nohara, I. et al.: Enhanced carbonyl stress in a subpopulation of schizophrenia. *Arch Gen Psychiatry* 67: 589-597, 2010.

(19) Miyashita, M., Arai, M., Kobori, A. et al.: Clinical features of schizophrenia with enhanced carbonyl stress. *Schizophr Bull* 40: 1040-1046, 2014.

(20) Mizutani, R., Saiga, R., Yamamoto, Y. et al.: Structural diverseness of neurons between brain areas and between cases. *Transl Psychiatry* 11: 49, 2021.

(21) 松下正明「精神医学の方位―神経衰弱考」坂口正道，岡崎祐士，池田和彦他編『精神医学の方位―松下正明先生古稀記念論文集』281-294 頁，中山書店，2007 年

(22) Beard, G.M.: Neurasthenia, or nervous exhaustion. *Boston Med Surg J* 80: 217-221, 1869.

(23) Beard, G.M.: *A Practical Treatise on Nervous Exhaustion (Neurasthenia): Its Symptoms, Nature, Sequences, Treatment.* William Wood & Company, 1880.

(24) Beard, G.M.: *American Nervousness, Its Causes and Consequences: A Supplement to Nervous Exhaustion (Neurasthenia).* G P Putnam's Sons, 1881.

(25) Lillestøl, K.: 'Neurasthenia gastrica' revisited: Perceptions of nerve-gut interactions in nervous exhaustion, 1880-1920. *Microb Ecol Health Dis* 29: 1553438, 2018.

(26) 中谷陽二『危険な人間の系譜―選別と排除の思想』弘文堂，2020 年

(27) 森田正馬「神經衰弱症ノ本態」『神経学雑誌』20 巻，361-363 頁，1921 年

(28) 竹越襄，金光政右「狭心症」『日本内科学会雑誌』91 巻，868-873 頁，2002 年

(29) 上松瀬勝男，高橋敦彦「心筋梗塞」『日本内科学会雑誌』91 巻，874-879 頁，2002 年

(30) 丸山圭三郎『ソシュールの思想』岩波書店，1981 年

(31) 吉野政治「なぜ虹は七色か」『同志社女子大学総合文化研究所紀要』28 巻，152-138 頁，2011 年

(32) ダニエル・L・エヴェレット（屋代通子訳）『ピダハン―「言語本能」を超える文化と世界観』みすず書房，2012 年

(33) 藤田一照，光岡英稔『退歩のススメ―失われた身体観を取り戻す』晶文社，2017 年

(34) 養老孟司『からだを読む』ちくま新書，2002 年

(35) 野村雅一『しぐさの世界―身体表現の民俗学』NHK ブックス，1983 年

(36) 真喜屋浩「沖縄の一農村における老人の精神疾患に関する疫学的研究」『慶応医学』55 巻，503-512 頁，1978 年

(37) 大井玄『看取りとつながり―認知症高齢者に寄り添う医師が観察する，科学と仏教の出会い』サンガ，2017 年

(38) 村井俊哉『精神医学の実在と虚構』日本評論社，2014 年

第3章

文化と統合失調症
——医療人類学的視点

Kitanaka Junko

北中淳子

グローバルメンタルヘルスの行き詰まり

　精神障害をグローバルな課題として捉え，精神科治療へのアクセスを高めることを目指すグローバルメンタルヘルス（Global Mental Health：GMH）の理念とその運動は，病に苦しむ人々を救うための人道主義的プロジェクトとして 2000 年代以降世界中で展開された。その基盤となったのが，20世紀後半に隆盛した神経科学的精神医学だ。精神障害は脳疾患であり，「私たちは私たちの脳である（We are our brains）」として一般化されたその思想は，それまでどこか曖昧模糊として捉えどころのなかった精神障害を，確固たる科学的研究・治療的介入の対象として位置づけるのに役立った。1990 年代以降は，ヒトゲノム研究による遺伝子解明と，MRI 等の脳神経画像技術によるリアルタイムでの病理機制検証が目指され，神経科学への期待は高まった。この時期の，新世代抗うつ薬プロザックをはじめとする向精神薬の大流行は，精神障害は「治る病」との認識をもたらした。精神障害を医学的問題だけでなく，経済問題として捉えることを容易にした DALY（Disability-adjusted Life Year：障害調整生存年）の登場も重要だ。精神障害がもたらす生産力の損失を数値化したこの新たな指標によって，各

国の政治家や指導者たちが初めてメンタルヘルスを重大な経済的課題として認識したといわれている。GMH の重要性は「私たちの誰もが，精神障害を経験し得る」という気づきを広めた点にある。

　しかし当初の期待に反して，GMH はさまざまな障壁に直面している。医療人類学者ステファン・エックスが指摘するように，精神障害の早期発見，早期介入が進んだ国では，メンタルヘルスが劇的に改善されたというよりはむしろ，精神障害患者数が急増し治療も長期化するというパラドクシカルな状況がみられる。精神科的介入は必ずしも即効の治癒をもたらさず，慢性化した状態で薬を飲み続ける人々が増えているからだ。また，精神科治療学と製薬産業が分かちがたく結びついてしまった現在では，長期薬物治療に導入する商業的インセンティヴが高まっていることも懸念を呼んでいる。他方，自然の摂理に基づいた分類法を目指すはずだった DSM-5 の当初の野望は叶わず，対抗軸としてアメリカ NIMH （National Institute of Mental Health：国立衛生研究所）が打ち出した神経科学的な診断基準 RDoC （Research Domain Criteria）も最近ではすっかり勢いを失ってしまった。精神医学が診断治療学としての羅針盤を見失いつつあるかのような中で，製薬会社が次々と，新たな向精神薬の開発から撤退するという近年の状況は，精神医療に危機感を生み出している。神経科学が描き出した明るいヴィジョンが薄れていく中で，GMH に対する批判も噴出している。

　この行き詰まりの一因として，神経科学の普遍性が強調されるがあまり，過去の研究で繰り返し明らかになっている文化社会的視点が十分に考慮されなかったことが指摘されている。たしかに GMH の一部の主張は，それまで WHO （World Health Organization：世界保健機関）が重視していた社会的決定因子 （social determinants of health）といった流れとは逆行するものであり，運動初期には，文化差そのものを否定するような論調さえ見受けられた（それに対する批判は，サルトリウスらの論を参照）。GMH では文化は主として「スティグマ」や「ケアの障壁」といった負の要因に還元され，文化の複雑さや，ローカルな文化的治療資源が十分に顧みられなかったこ

とが指摘されている。神経科学の限界が論じられる現在，GMH の前提を振り返り，精神障害のスティグマをめぐる課題を再考し，脳を文化社会に開かれたものとして捉え直すことが求められている。私たちは果たしてどのように文化社会的な意味において「私たちの脳である」のか，そのことを医療人類学の視点から考えてみたい。

文化としての精神医学

　統合失調症を，文化を超えた普遍的疾患として捉える重要な契機をもたらしたのが，1973 年に行われた WHO による初の統合失調症国際比較の疫学調査 IPSS（International Pilot Study of Schizophrenia）だった。統合失調症の普遍性については，クレペリンの教科書でも第 5 版（1896 年）になるまで単一の疾病カテゴリーとして成立しなかった事実にも示唆されるように，長い間疑いがもたれ，西洋的近代の特殊な産物ではないかともいわれてきた。その疑問に応えるために世界各国で行われた IPSS は，統合失調症様症状が普遍的にみられるという知見を確立した。しかし同時に，IPSS の詳細な検証は，文化によって統合失調症の症状や予後が大きく異なることをも示した。とくに専門家たちに衝撃を与えたのは，イギリスやアメリカといったいわゆる先進国よりも，インドやナイジェリアといったいわゆる発展途上国のほうが予後が良好という結果だった。これは，近代精神医学そのものが，統合失調症にとっては必ずしも治癒的ではない可能性を示唆したため，当時の反精神医学運動の高まりとも相まって，精神医学批判のうねりを生み出した。

　その後，なぜそのような文化差が生まれるのかが問われ，繰り返し追試が行われたが，その謎が解明されることはなかった。その理由として第一に考えられるのは，当時の調査法が，文化的な分析に耐えるだけの精度をもっていなかったことだ。文化に迫ろうとする人類学的研究では 1 年以上現地に住み込み，言語を習得し，その文化に関する歴史的文献を読み込ん

だうえでの詳細な調査を行う。ところが，疫学調査とはそれだけでも膨大な労力を費やすものであり，疫学調査官が専門外の「文化」に関して明確な定義も方法論ももたないまま行った報告には限界があった。たとえば統合失調症に対してある文化が「寛容」であったという場合，それがどのような態度や実践だったのか，「家族サポート」が何を意味したかの記述も浅かったという。(10) また，精神障害のスティグマに関しては，たとえ同じ国，同じ地域でも，家庭内での力動や階層，都市化の影響といった複雑な要因が絡み合う。そのような複数の力によって織り成される微細な「文化」を捉えるためには，当時の方法論はあまりにも粗雑だった。したがってその後の調査で，発展途上国のほうが一律に予後がよいわけではなく，そこでの貧困が時に精神障害者への虐待や隔離といった非人道的な扱いにつながるといった差異が明らかになったことも驚くべきではないだろう。(11)

　文化の複雑性以上に問題だったのは，そもそも「精神障害」と呼ばれる経験自体が一元的に捉えづらい現象である事実だった。(12) IPSS では一律の診断基準に則った研究結果が出されたものの，調査の舞台裏を覗くと，「統合失調症」と括られた現象があまりに多様で，果たして同じものを比べていたのかとの疑問も生じる。さらに，言語と翻訳をめぐる問題もある。(13) かつて首狩り族として知られたイバン族の間で統合失調症に関する調査を行った経験をもつ精神科医／医療人類学者ロバート・バレットは，質問紙にある「思考吹入」や「内的思考」といった現象を翻訳することがいかに困難だったかを述べる。なぜなら，イバン族の間では狂気は疾病ではなく，憑き物として捉えられていたからだ。さらに，イバン族にとっての「心」とは，周囲の人々との間での語り合いを通じて初めて形になる現象であり，それは（西洋で考えられているように）個人の中にあって思考等がその内側に宿る器のようなものとしては想像されていなかった。そのため質問紙にある「心を病む」とはどういうことなのかを説明するために，まずは「心」に関する認識論的なすり合わせから始めなくてはならなかったという（イバン族の中でも思考吹入といった概念がすっと理解されたのはすでにキリスト教に

改宗している人々であった⁽¹⁴⁾⁽¹⁵⁾⁽¹⁶⁾）。

　よって，IPSS の隠れた成果とは，発展途上国＝予後がよいという（実は
かなりのヴァリエーションのある）発見よりも，むしろ近代精神医学そのも
のを普遍的真理ではなく，1 つの特殊な「文化」として読み解こうとする
機運をもたらした点にあるのかもしれない。その後の医療人類学的研究で
浮かび上がってきたのは，精神障害の説明モデルがどの社会においても複
数存在し互いに拮抗する中で，近代化の過程で「外在化」から「内在化」
へと移行する傾向がみられることだった⁽¹⁾。医療人類学者アラン・ヤングに
よると，狂気に関して多くの社会でみられるのは「憑き物」をはじめとす
る外在的な説明モデルである。ここでは狂気は（狐や生霊といった）外から
やってくるエージェントが引き起こす一時的な現象として捉えられる。そ
れはお祓い等の治癒儀礼による回復が可能であり，いったん憑き物が落ち
た病人は健常人として共同体に再び迎え入れられる。ただしこれを単純に
浪漫化するのは危険でもある。なぜなら，憑き物が容易に落ちない場合は，
暴力で追い出そうとしたり，共同体から排除される危険性と隣り合わせで
もあったからだ⁽¹⁾。

　それに対して，精神医学は，狂気を脳疾患として，個人の内に原因を求
めるという意味で究極の「内在化」の立場をとる。これは狂気を脱道徳化
し，個人を病の犠牲者として社会的庇護の下に置くという意味では救済に
つながる。ただし，身体医学では多くの場合で功を奏してきたこの内在化
のアプローチは，病因解明が進まず，完治法もない精神疾患に関してはむ
しろ逆の効果をもたらしかねない。なぜなら，病の在処や，その責任を個
人の脳に閉じ込めてしまうという点において，病者を慢性的なスティグマ
に晒しかねないからだ⁽¹⁾。医療人類学者リチャード・グリンカーは（てんか
ん等の例をとって），精神障害を脳疾患とすることがかつてスティグマを軽
減することに役立ったためしがないとまで述べている⁽¹⁷⁾。

スティグマの歴史性

　精神医学の特殊性に迫ったこのような比較文化研究は，科学の暗黙の前提を相対化し，なぜ，GMHの精神障害モデルがアンチスティグマにつながるどころか，むしろそれを強めるリスクさえもたらしたのかについてのヒントを与えてくれる。さらに，そのような精神医学内でのスティグマが歴史的にどう醸成されてきたのかという問いを生み出す。たとえば，統合失調症は長い間「慢性進行性疾患」として語られてきたが，これは実際の現象の一部を示すにすぎない。この「不治の病」観は，精神医学の黎明期に，地域で普通に暮らしている「病者」の存在を十分に認識することのないまま，重篤なケースばかりを集めた（しかも往々にして劣悪な環境の）精神病院において観察を続けた医師たちによって確立されたことが指摘されている。また，その背景にはモレルの極めてキリスト教的な「変質論（degeneration）」——楽園を追放されたアダムとイヴの子孫が徐々に退廃していくという寓話に基づいた科学論——の影響があったことも論じられている。つまり近代西洋に現れた「統合失調症患者」とは，その概念の成立時から，社会に害をもたらす危険な遺伝子の主であるかのように語られ，（本来ならばそういった宗教的罪や責めを排除したはずの）科学によってさまざまな道徳的重荷を背負わされてきた存在であったのだ。

　この過剰なまでに悲観的な統合失調症観は，20世紀転換期の最先端の科学であった（現在は似非科学として糾弾されている）優生学の影響とも相まって，世界中に広まった。日本でも，当時の科学者や医師による精神病「啓発」キャンペーンを見ると，精神障害への恐怖が煽られ，一般国民に向けた「衛生展覧会」等を通じて精神病者との結婚を阻止し「変質」を食い止めようとした国策が広められた様子が浮かび上がってくる。さらに戦後の大規模な早期発見・早期介入運動と，その後の悲惨な施設化がもたらした精神病への恐怖やスティグマも計り知れなかった。2022年に高校の保健の教科書が40年ぶりに改訂されたことで，現在あらためて過去が検証さ

れているが，1950年代の中学教科書には，「はじめは，むとんじゃく・無気力・ぶしょうになる程度であるが，のちには，考えがまとまらなくなり，狂人となる」「家族に迷惑をかける病」といった偏見を強化する記述がみられる[22]。しかも，そのように誤った「科学知」に基づいて医師自身が予後不良を予測し，当事者や家族に（暗黙の裡に）伝えることで，みずからの予言を現実のものにしてしまう「予言の自己成就」が繰り返されてきた[23]。不幸なことに現在でも，脳疾患＝何か危険な存在，予想のつかないリスクを抱えた存在と見なされる傾向は強い。また，医療従事者の間での精神障害へのスティグマは，一般と同じかもしくはそれより強いともいわれる[24]。その謎の裏には，かつて国を代表する科学者が率先してスティグマを強めた圧倒的な負の歴史がある。そして，一度地域に浸透した「科学知」はそれが誤ったものとわかっても，その払拭に驚くほど長い年月がかかった例が人類学的研究でも報告されている[25]。

　それでも希望を抱けるのは，このような悲惨な歴史にもかかわらず，共同体では時に驚くほどの柔軟性や寛容さ，共存のための知恵がみられ続けている事実だろう。たとえば，中国における，精神医学の導入期のビフォー・アフターでの変化を追った歴史家エミリー・バウムは，西洋のキリスト教的コスモロジーをもたなかった中国に突然西洋精神医学が導入された時，何が起こったのかを検証している。20世紀前半の中国では，精神病はいまだ一過性（transient）のものとして捉えられており，それはしばしば不幸な出来事がもたらす「当然の結果」とさえ思われていた[26]。憑依と同じく，このような心因論は人々の寛容さを引き出したようだ。精神病者を報告する義務が法的に課された後も，周囲に迷惑をかけない限りは家で看て，回復を辛抱強く待っていたという。ところがその後の中国では，精神医療を「慈善」活動の一環として捉える新たな国家政権によって，とくに貧困層における精神病者の施設化が起こり始める。寝食の場を提供してくれる精神医療はその利便性ゆえに徐々に浸透し，いったん施設に頼り始めた家族や共同体での病者に対する寛容さは急速に失われていったという。

ただし，中国でも日本でも，一般の人々の間では伝統医療における「気」概念をはじめとしたオルタナティヴな説明モデル・治療法が存続したことも明らかになっており，歴史研究からは文化のもつポテンシャルやその多様性が浮かび上がってくる。[27][28]

ローカルバイオロジー

近年，神経科学領域においても，実験室の人工的環境を超えて，人々が実際に生活している文化社会の中の「脳」が重視されるようになっている。アメリカ NIMH の前所長として 13 年間神経科学の振興に貢献したトーマス・インセルが，ハーバードの小児科医ドン・バーウィックの言葉として紹介しているのが，遺伝子情報を記した DNA コードよりも zip code（郵便番号）のほうが，その人の健康を知るうえではるかに重要だということだ。つまりここでは，個人の健康を決めるのは 7 割が健康の社会的決定要因（social determinants of health）――どの地域に住み，誰と暮らし，どのように生活しているのか――であって，遺伝子等はその残りの 3 割ほどの影響を及ぼすにすぎないという観点が真剣に議論され始めている。[29]医療人類学でも，1990 年代から探究されているのは，このような社会的要因がどのように集団や個人のバイオロジーのレベルで作用するのかという，マーガレット・ロックが論じるところの「ローカル・バイオロジー（local biologies, もしくは状況化されたバイオロジー situated biologies）」の在り方だ。[30][31]

このような視点から人類学者タニア・ラーマンらは，幻聴に関する国際比較研究を行い，文化的解釈がその経験を大きく変化させる経緯を描き出している。彼女らがアメリカ，インド，ガーナの統合失調症患者 60 人の幻聴経験について比較したところ，アメリカでは，声は知らない人から発された圧倒的にネガティヴな体験であり，「脳疾患」の症状として理解されていたのに対して，インドとガーナでは半数以上が親戚や家族による声（年上が若者に助言する内容）として経験され，それを精神疾患として理解し

ている人は多くなかった。とくに魂が呼びかけることがあるとの考えが共有されているガーナでは，声を善き経験，神の声として語る人が多かったという。ただしアメリカにおいても，幻聴を「神の声を聞く」ことと捉えるカリスマ派キリスト教の文脈では今でもノーマルで聖なる経験とされている点にも注意が必要だ。

　これらの発見に基づいて彼女たちは，cultural invitations（文化がどう誘うのか）が統合失調症という病の経験自体を変えている可能性について論じている。昨今，欧米で隆盛しているHearing voicesの当事者運動の人々も，幻聴に対して家族や友人，医療者がどう意味づけ，どう反応するのかによって，その声の内容が（より親切で温かく，もしくは殺伐として脅威的なものへと）徐々に変化していくことを強調している。であるならば，糸川昌成が本書第2章で指摘するように，たとえ脳で生じている生化学変化は同じであっても，予後や表現型には文化や社会環境が大きく影響する事実をより詳細に検討していくことが，今後欠かせないだろう。

当事者学へ向けて

　脳の可塑性が強調されるようになる中で，精神障害のスペクトラム性もより意識されるようになった。実際，GMHと連動して統合失調症のat risk研究が隆盛することで，一見「健常」な人々のあいだにも，実は統合失調症様の経験は従来考えられていたよりもはるかに広く，頻繁にみられる現象であることが判明した。たとえば幻聴や幻覚といった精神病様経験に関する，一般人口における生涯有病率は5.8％といわれる。このような気づきは，従来の，正常な人の脳が突然病理に冒され，修復されて社会に戻る，というような単純な疾病観の見直しを迫る。医療社会学者ニコラス・ローズは，新世代抗うつ薬の流行がもたらした人間観を，正常と異常の連続性を示す「神経化学的自己（neurochemical self）」として概念化した。これは，私たちは脳内の化学物質によっていかようにも変化するという考え方だ。

それに対して発達障害当事者のあいだで研究を行った医療人類学者エリザベス・フェインは，神経多様性（neurodiversity）運動にみられるように，発達障害当事者たちがみずからを生まれながらにして脳神経科学的差異を抱える者——マクロソフトが支配的な社会においてアップルのソフトウェアを搭載して機能しているような存在として——語ることに注目している。[35] つまり，彼らは量的な連続性ではなく，質的な断絶性こそを重視するのであり，それは「神経構造的自己（neurostructural self）」として捉えられる人間観であるという。このような脳の共通性と差異に着目した当事者の語りは，どのような他者理解を生み出すのだろうか。

　以前筆者は，認知症当事者運動における脳 MRI をめぐる語りや当事者視点の症候学の誕生を論じ，この新たな共感の形を「脳神経科学的共感（neurobiological empathy）」と呼んだ。[36] その際とくに注目したのが，精神障害の当事者たちが，従来の疾病カテゴリーを超えて，その経験を共有し始めている現象だった。近年，統合失調症，発達障害，うつ病，認知症のみならず高次脳機能障害の当事者たちは，脳神経科学的障害がもたらすさまざまな不思議な経験——たとえば，感覚過敏，ワーキングメモリの低下，感情コントロールの難しさ——について語り合い，その違いではなくむしろ共通性に着目することで，脳神経的な障害とともに生きることの意味を理解しようとしている。彼らの「当事者研究」を読むならば，精神障害とは遺伝子といった個人要因とともに，周囲の対応や環境とのさまざまな相互作用によって生じるより複雑で力動的（ダイナミック）な現象として立ち現れる。そして，そのように常に変化し，回復していく「脳」とは，文化的であると同時に「神経化学的」現象であり，さらに「神経構造的」な多様性をもったものとしても捉えることができる。このような言説は，従来のアンチスティグマ運動を超えて，精神障害へのより複雑で正確な理解を可能にするように思える。

　かつての IPSS 研究の行き詰まりは，バイオロジーと文化を二極化し，分断させたことにあった。この二項対立を乗り越えつつある現在の文化論

は，スペクトラム的な差異をもった脳が，異なる環境と相互作用するプロセスを分析するための言葉を創造し始めている。また，当事者運動の高まりは，脳神経学的障害のリアルさについて，当事者自身が発信し，「関与しながらの観察」に基づいた分析を行うことで，あらたな「当事者研究」[37]や「当事者学」[38]を開拓しつつある。このようなバイオロジーと環境の相互作用をどうモデル化していくか——さらには，いかに当事者視点での検証のフィードバック・ループを創り出すのか——が，GMH 以降の精神医学の文化研究に早急に求められている課題だろう。

謝辞：本研究は科研費 JP21H05174 の助成を受けている。

[文献・注]
(1) Patel, V., Collins, P.Y., Copeland, J. et al.: The movement for global mental health. *Br J Psychiatry* 198: 88-90, 2011.
(2) Ecks, S.: *Living Worth: Value and Values in Global Pharmaceutical Markets*. Duke University Press, 2022.
(3) Dumit, J.: *Drugs for Life: How Pharmaceutical Companies Define Our Health*. Duke University Press, 2012.
(4) Jablensky, A., Sartorius, N.: What did the WHO studies really find? *Schizophr Bull* 34: 253-255, 2008.
(5) Luhrmann, T.M.: *Of Two Minds: The Growing Disorder in American Psychiatry*. Knopf, 2000.
(6) Lancet Global Mental Health Group, Chisholm, D., Flisher, A.J. et al.: Scale up services for mental disorders: A call for action. *Lancet* 370: 1241-1252, 2007.
(7) WHO: *Report of the international pilot study of schizophrenia: volume 1*. World Health Organization, 1973.
(8) Kleinman, A.: *Rethinking Psychiatry: From Cultural Category to Personal Experience*. The Free Press, 1991. （江口重幸，下地明友，松澤和正他訳『精神医学を再考する―疾患カテゴリーから個人的経験へ』みすず書房，2012 年）
(9) Jenkins, J.H., Barrett, R.J.: *Schizophrenia, Culture, and Subjectivity: The Edge of Experience*. Cambridge University Press, 2003.
(10) Hopper K.: Interrogating culture in the WHO studies of schizophrenia. In: Jenkins, J.H., Barrett, R.J.: *Schizophrenia, Culture, and Subjectivity: The Edge of Experience*. Cambridge University Press, 2003.
(11) Cohen, A., Patel, V., Thara, R. et al.: Questioning an axiom: Better prognosis for

schizophrenia in the developing world? *Schizophr Bull* 34: 229-244, 2008.

(12) Kleinman, A.: *Rethinking Psychiatry: From Cultural Category to Personal Experience*. The Free Press, 1991. (江口重幸, 下地明友, 松澤和正他訳『精神医学を再考する―疾患カテゴリーから個人的経験へ』みすず書房, 2012年)

(13) Danziger, K.: *Naming the Mind: How Psychology Found Its Language*. SAGE, 1997. (河野哲也監訳『心を名づけること―心理学の社会的構成』勁草書房, 2005年)

(14) Barrett, R.J.: Kurt Schneider in Borneo: Do first rank symptoms apply to the Iban? In: Jenkins, J.H., Barrett, R.J. (eds.): *Schizophrenia, Culture, and Subjectivity: The Edge of Experience*. Cambridge University Press, 2003.

(15) Kirmayer, L.J., Lemelson, R., Cummings, C.A.: *Re-Visioning Psychiatry: Cultural Phenomenology, Critical Neuroscience, and Global Mental Health*. Cambridge University Press, 2015.

(16) Jenkins, J.H., Csordas, T.J.: *Troubled in the Land of Enchantment: Adolescent Experience of Psychiatric Treatment*. University of California Press, 2020.

(17) Grinker, R.R.: *Nobody's Normal: How Culture Created the Stigma of Mental Illness*. W.W.Norton, 2021. (高橋洋訳『誰も正常ではない―スティグマは作られ, 作り変えられる』みすず書房, 2022年)

(18) Berrios, G., Eliason, M., Porter, R.: *A History of Clinical Psychiatry: The Origin and History of Psychiatric Disorders*. New York University Press, 1995.

(19) Pick, D.: *Faces of Degeneration: A European Disorder, c.1848-c.1918*. Cambridge University Press, 1989.

(20) Sass, L.A.: *Madness and Modernism: Insanity in the Light of Modern Art, Literature, and Thought*. Basic Books, 1992, p.21.

(21) 北中淳子『うつの医療人類学』日本評論社, 2014年

(22) 山田奈緒「ヤングケアラー幼き介護 79歳読者投稿から［下］―『正しい知識』が支援に」『毎日新聞』2022年4月16日朝刊

(23) 岡崎祐士「統合失調症の過去・現在・未来」日本統合失調症学会監修, 福田正人, 糸川昌成, 村井俊哉他編『統合失調症』7頁, 医学書院, 2013年

(24) Brower, K.J.: Professional stigma of mental health issues: Physicians are both the cause and solution. *Acad Med* 96: 635-640, 2021.

(25) Jodelet, D. (Translated by Pownall, T.): *Madness and Social Representations: Living with the Mad in One French Community*. University of California, 1991.

(26) Baum, E.: *The Invention of Madness: State, Society, and the Insane in Modern China*. University of Chicago Press, 2018.

(27) 江口重幸『病いは物語である―文化精神医学という問い』金剛出版, 2019年

(28) 江口重幸「滋賀県湖東一村における狐憑きの生成と変容―憑依表現の社会 宗教的, 臨床的文脈」『国立民族学博物館研究報告』12巻, 1113-1179頁, 1988年

(29) Insel, T.: *Healing: Our Path from Mental Illness to Mental Health*. Penguin Press,

2022, p.220.

(30) Lock, M. M.: *Encounters with Aging: Mythologies of Menopause in Japan and North America*. University of California Press, 1993.（江口重幸，山村宜子，北中淳子訳『更年期─日本女性が語るローカル・バイオロジー』みすず書房，2005 年）

(31) Lock, M.M., Pálsson, G.: *Can Science Resolve the Nature/Nurture Debate?* Polity Press, 2016.

(32) たとえば米国テキサスの病院で過去のカルテを比べ，年齢・性別・人種の差をも考慮に入れてマッチさせた比較研究では，1930 年代の患者が訴える幻聴はより温和で道徳的テーマ（正しく生きなさい，神にすがりなさい）が多いのに対して，1980 年代ではより否定的，敵対的で，破壊的な声（おまえを殺せ，母親を殺せ）が増えているという。Mitchell, J., Vierkant, A.D.: Delusions and hallucinations as a reflection of the subcultural milieu among psychotic patients of the 1930s and 1980s. *J Psychol* 123: 269-274, 1989.

(33) McGrath, J.J., Saha, S., Al-Hamzawi, A. et al.: Psychotic experiences in the general population: A cross-national analysis based on 31,261 respondents from 18 countries. *JAMA Psychiatry* 72: 697-705, 2015.

(34) Rose, N.: *The Politics of Life Itself: Biomedicine, Power, and Subjectivity in the Twenty-First Century*. Princeton University Press, 2007.（檜垣立哉監訳，小倉拓也，佐古仁志，山崎吾郎訳『生そのものの政治学─二十一世紀の生物医学，権力，主体性』法政大学出版局，2014 年）

(35) Fein, E.: *Living on the Spectrum: Autism and Youth in Community*. New York University Press, 2020.

(36) Kitanaka, J.: In the mind of dementia: Neurobiological empathy, incommensurability, and the dementia Tojisha movement in Japan. *Special Issue of Medical Anthropology Quarterly* 34: 119-135, 2020.

(37) 熊谷晋一郎『当事者研究─等身大の〈わたし〉の発見と回復』岩波書店，2020 年

(38) 神庭重信「精神科領域におけるギャップの克服を目指して」『精神神経医学雑誌』123 巻，387 頁，2021 年

第**4**章

精神病理学はどのように統合失調症を捉えそこなってきたか

Fukao Kenjiro
深尾憲二朗

精神病理学と統合失調症

　精神病理学とは，異常な精神状態について記述し，分析し，その原因を探り，治療法を考える学問である。その方法は心理学的な方法であり，心理検査を用いることはあるが，脳画像検査，脳波検査，血液検査などは用いない。つまり，脳の異常を発見しようとする学問ではなく，あくまで心の異常を探る学問である。したがって，精神病理学の対象として最も適しているのは精神疾患の中でも精神的・心理的な原因による心因性の精神疾患，具体的には不安症，強迫症，PTSD などである。それに対して，アルツハイマー病や脳腫瘍などの脳の疾患や，ビタミン不足や自己免疫疾患などの全身性疾患が原因になる外因性の精神疾患は，それらの原因疾患を確定して治療することが最も大切なので，精神病理学はあまり役に立たない。

　そして統合失調症は，心因性・外因性のどちらでもなく，持って生まれた素質が原因で発症する内因性の精神疾患である。内因性疾患は精神的・心理的な原因によるものではないので，基本的に心理学的な治療（精神療法・心理療法）は無効である。そうであれば，外因性疾患と同じように，統合失調症にも精神病理学は役に立たないのだろうか。ところが，そうではな

いのである。なぜならば，外因性疾患かそうでないかについては脳画像検査や血液検査などの客観的な検査で確定できるが，心因性疾患なのかそれとも内因性疾患なのかの区別は検査によっては確定できず，その鑑別診断は精神病理学によるしかないからである。ある患者に統合失調症が疑われる場合，脳画像検査や脳波検査が行われることはあるが，その目的は外因性疾患を除外するためであって，検査によって統合失調症であるかどうかがわかるわけではない。統合失調症の診断は現在でも精神病理学によっているのである。

　精神病理学の方法は心理学的な方法であり，主観的な方法なので，いつでも誰でも同じ結果になるとは限らず，客観的な検査と比べて頼りない。だからこそ統合失調症の確定診断を何か客観的な検査で行うことができないかと，脳画像検査や遺伝子検査のような生物学的方法が長年にわたって探求されているわけだが，それにもかかわらず，現在までそのような客観的な検査は確立されていない。実際，統合失調症という疾患の概念を作ったクレペリンやブロイラーは，まさか100年以上経ってもこの病気が客観的な検査で確定診断できないとは思わなかっただろう。とにかく他に方法がないのでやむをえず，統合失調症の診断は精神病理学に頼り続けているのである。

　ところが，生物学的方法で統合失調症を確定診断することができず，精神病理学に頼っている期間があまりに長引いたことによって，次第に「実は統合失調症は精神病理学でしか診断できないような疾患ではないか」という考えが現れてきた。つまり，内因性疾患である統合失調症も，心因性疾患と同じように，客観的な病理所見がそもそもないような疾患ではないかという考えである。これは統合失調症の概念を作ったクレペリンやブロイラーの考えとは明らかに違うのだが，統合失調症という疾患がその存在自体は誰の目にも明らかであるにもかかわらず，どうしても生物学的所見が確認されないために，なにかそれまでの医学的な疾患概念とは違う考え方が求められるようになったのである。

そして 20 世紀の後半以降，統合失調症についてのさまざまな非医学的な理論が提出されてきた。すなわち，家族関係に原因を求めたり，社会状況に原因を求めたりするさまざまな理論が，統合失調症を従来の医学的疾患とは異なる概念として捉えようとしてきた。最も極端なものでは「そもそも統合失調症などという疾患は存在しない」というところまで行ってしまったのだが，どのような理論にしても，その対象である統合失調症の定義自体は精神病理学によっている。なにしろそれ以外の定義がないからである。

　このように，精神病理学は統合失調症をうまく捉え，定義してきたというよりは，とりあえずの暫定的な定義を任されてきたものが，あらゆる生物学的研究が統合失調症を明確に捉える試みに失敗してきたために，その任務がずるずると延期されて現在に至っているというのが実状なのである。しかも，精神病理学的な統合失調症の概念が種々の非医学的な理論の温床になってきたという歴史的事実は，それが医学的疾患の概念としては不十分なものであることを示している。つまり，精神病理学は，長年にわたって統合失調症を捉えようとして捉えそこなってきたのである。以下で，精神病理学がどのように統合失調症を捉えそこなってきたかを具体的に見てゆこう。

経過と症状

　統合失調症の概念を作ったのはクレペリンである（1899 年）。クレペリンは，現代まで続く躁うつ病（気分障害）と統合失調症の二大内因性精神疾患を中心とする精神疾患分類体系を打ち立てた人である。ただし，「統合失調症（schizophrenia）」という名前を作ったのはクレペリンではなく，ブロイラーである（1911 年）。クレペリン自身はこの病気を「早発性認知症（dementia praecox）」と呼んだ。なぜかというと，クレペリンはこの病気の本質はまだ若い人の脳が早期に認知症になってしまうことだと考えた

からである。

　現代の統合失調症の定義は「幻覚・妄想などの精神病症状がある程度の期間続き，社会的機能が低下した状態」というものである。この現代的定義とクレペリンの「早発性認知症」という概念はまったく違う。もちろんクレペリンもこの病気の患者に幻覚・妄想などの精神病症状がみられることは認めていたのだが，それは病気の本質ではないと考えていたのである。というのは，幻覚・妄想などの精神病症状は統合失調症以外のさまざまな疾患でも，とくに一時的にはみられることがあるので，これらの症状だけでは1つの疾患として定義することができない。そこでクレペリンは長期経過に注目した。派手な症状を繰り返す患者もいれば，最初は地味だがだんだんと異常が目立ってくる患者もいる。疾患の本質ということを考えると，一時的にどのような症状を現しているかということは重要ではなく，最終的にどうなってしまうのかということが最も重要であるから，急性症状を反復するのか，慢性化して徐々に進行してゆくのかという経過の区別を重視して内因性精神疾患を分類した。その結果，前者に当たる躁うつ病と後者に当たる「早発性認知症」の二大内因性精神疾患を提起することになったのである。

　このようなわけで，クレペリンによる統合失調症（「早発性認知症」）の概念は徐々に進行する慢性疾患として定義され，まだ見つかってはいないが，間違いなく生物学的原因がある疾患だと考えられていた。クレペリンの弟子のアルツハイマーが老年期認知症の患者の脳の病理学的変化を研究してアルツハイマー病を発見したばかりの時期だったこともあって，クレペリンはいつの日か統合失調症も脳の病理学的変化によって生物学的に定義し直されるだろうと考えていた。

　クレペリンの「早発性認知症」の概念は当時の精神医学界に広く受け入れられたが，1つ大きな問題があった。それは，経過によって定義されているために，臨床上，なかなか確定診断ができないということである。何年もかかって徐々に進行するというのがこの疾患の定義だとすると，当然

診断には何年もかかってしまうからである。アルツハイマー病の患者はほとんどが高齢者であり，発病してからあまり長くは生きないので，死後に解剖をして脳の病理学的所見を確認することができたが，「早発性認知症」の患者は青年期に発症し，また誰かに養ってもらっている限りは生命にはかかわらない症状しか現れないので，もし脳の病理学的所見によって確定診断できるとしても，なかなか死後に解剖をして確認することができない。

　そこで，発病してからあまり長い時間を要さずに診断できる方法，できれば初診時に診断できる方法が求められた。それを心理学的方法によって確立しようとしたのがブロイラーである。ブロイラーは「早発性認知症」の患者の心理をさまざまな角度から詳細に調べ上げ，この疾患の本質的な障害は「連合弛緩」つまり思考がばらばらになる症状（思考障害）だと結論した。もちろんブロイラーもこの疾患の患者がさまざまな幻覚・妄想を現すことは認めていたが，それらの精神病症状は二次的・反応的なものであり，根本には脳の器質的変化による基本症状としての「連合弛緩」があると考えたのである。これは現代の認知症でいう中核症状と周辺症状（行動心理症状）と同じ考え方である。つまりブロイラーは，この疾患の本質は脳の器質的変化だが，それに対する心理的反応が幻覚・妄想などのさまざまな精神症状を引き起こすのだと考えたのである。

　そしてブロイラーはこの疾患が「連合弛緩」を本質とする疾患であるという意味で，「統合失調症（精神分裂病）」という名前を提案した。しかもブロイラーは，これは決まった原因をもつ1つの疾患ではなく，同じいくつかの症状の集まり，つまり症候群を示す患者群に過ぎないとして「統合失調症群」と呼んだ。これは，彼が提案したような心理学的方法すなわち精神病理学によって診断する場合，あくまで初診時など一時期の横断面しか見ていないので，「統合失調症」と診断された患者がすべて「早発性認知症」だとは断定できないからである。これは非常に重要な点である。というのも，精神病理学的な定義による統合失調症は医学的には1つの疾患ではないということを意味しているからである。そしてこの点は，疾患の

原因を不問に付した症状だけによる診断システムである DSM-5 にも当てはまる。

　以上のように，統合失調症の精神病理学的な定義は，統合失調症の名づけ親であるブロイラーに始まるが，その始まりからしてクレペリンが医学的に定義した「早発性認知症」を心理学的方法で捉えようとして捉えきれないということが自覚されているという状況だったのである。

了解不能

　ブロイラーによる統合失調症の定義も精神病理学的な定義だが，ブロイラーには心理学的方法と精神病理学的方法の区別はなかった。精神病理学に特有の方法論を提起したのはヤスパースである（1913 年）。ヤスパースは後に哲学者として有名になるが，29 歳で公刊した『精神病理学総論』において，精神病理学とはどういう学問であるかを哲学的な考察によって明らかにしている。狭い意味での精神病理学はヤスパースによって始められたと言ってよい。

　ヤスパースは精神的な病を扱う精神医学は，身体的な病を扱う身体医学とは方法論が異なるとした。身体医学は病的現象を解剖学・生理学など生物学的・客観的な方法と知識に基づいて，合理的に説明することを目的とする。精神医学も基本的にはそれと同じなのだが，しかしそれだけではないという。というのは，精神医学は精神の異常現象を扱うので，生物学的・客観的な方法だけに基づくことができず，心理学的・主観的な方法も用いているからである。

　身体状態が正常か異常かについては，血圧測定や血液検査などいろいろな客観的検査で決定することができるが，精神状態が正常か異常かについては，知能や記憶を除けば，ほとんど医師を含めた周囲の人の主観によって判断するしかない。また逆に，われわれにとって相手の精神状態が正常であることは，検査をしたりする必要もなく，少し話してみればわかるこ

とである。このようなわかり方を〈了解〉と呼び，それに対して客観的な知識と論理によるわかり方を〈説明〉と呼ぶ。この〈了解〉と〈説明〉という対概念は，ヤスパースが考え出したものではなく，ディルタイという哲学者が人文科学における理解と自然科学における理解の違いを表すために提案したものである。ということはつまり，ヤスパースは精神医学は自然科学であるだけでなく，人文科学でもあると考えたのである。

　そしてヤスパースは，精神医学の基礎としての精神病理学の方法論はまずは主観的な〈了解〉なのであり，患者の精神状態が〈了解可能〉な限りは身体医学のような客観的な〈説明〉は必要ないのだが，〈了解〉の限度を超えて〈了解不能〉となった場合に初めて何らかの生物学的な〈説明〉が必要になってくるのだとした。つまり，精神の病には正常心理からの量的異常として〈了解可能〉なものと，質的に異なっている〈了解不能〉なものの二種類があるとし，〈了解可能〉なものは心因性疾患と考えられるのに対して，〈了解不能〉なものだけが内因性または外因性の「精神病」と呼ばれるべきだとしたのである。そして統合失調症こそは，まさに〈了解不能〉な「精神病」の代表なのであった。

　ヤスパースの考え方を表す1つの特徴として，フロイトの精神分析に対して極めて否定的だったことが挙げられる。フロイトはみずからの性－心理的発達理論に基づいて，統合失調症は自己愛（ナルシシズム）が強すぎるために発達が止まってしまった状態だと説明していた。ブロイラーはこのフロイト説に好意的だったのだが，ヤスパースは方法論的に間違っているとして全否定した。それはフロイトが，統合失調症でみられる幻覚・妄想などの〈了解不能〉な諸症状を勝手な理屈で説明して，「なんとなくわかる」ような理論に仕立てていたからである。ヤスパースにとって，統合失調症は「わからない」からこそ精神病なのであって，「わからない」ものを仮想的な理論で「わかった」気にさせる理論はまがいものだったのである。

　このようなわけで，統合失調症はヤスパースの方法論によって〈了解不

能〉な病の代表とされたのだが，それは心因性疾患ではないということに厳密な定義を与えはしたものの，フロイト説と比べても，なんら解明に成功したわけではない。なにしろ「わからない」ことが心因性疾患ではない証拠だというわけであるから，これで統合失調症をうまく捉えたということは到底できない。ヤスパースが行ったことは，統合失調症という病を〈了解〉という方法によって捉えそこなうことによって捉えるという逆説的な認識である。なにかトリックのような感じさえする。それにもかかわらず，この〈了解不能〉という不思議な概念は，その後の精神医学において統合失調症の代名詞として広く使われていったのである。

理由なき発症

　ヤスパースが導入した〈了解〉は〈静的了解〉と〈発生的了解〉に分けられる。〈静的了解〉とは相手を前にして相手が自分の主観的体験を語るとき，それを聴いている人が相手の体験を自然に想像できるということであり，〈静的了解〉が不能であるということは，たとえば統合失調症患者の語る幻覚体験が想像できないということである。統合失調症の幻覚・妄想など精神病症状と呼ばれる体験は，正常な人には想像ができないからこそ〈了解不能〉な精神病の症状なのである。

　一方，〈発生的了解〉とは，相手の心の移り変わり，つまりある精神状態から別の精神状態が出てくる過程が自然に納得できるということである。褒められたら嬉しくなったり，叱られたら悲しくなったりするのは自然な心の移り変わりであり，叱られてばかりいたために，だんだんと性格が暗くひねくれてしまうのも自然な心の移り変わりである。それに対して統合失調症のような精神病では，はっきりしたきっかけもなく性格が暗くなってひきこもりがちになったり，あるいは逆に急に活発になって，いろいろやったこともないことに挑戦し始めたりする。このような不自然な心の変化について〈発生的了解〉が不能だといい，これをある時点から精神病が

発症したものと見なすのである。

　つまり，〈静的了解〉とはその時点の精神状態すなわち横断面を〈了解〉することであり，〈発生的了解〉とは時間経過すなわち縦断面を〈了解〉することである。横断面で〈了解不能〉な精神病症状がみられたとしても，その人が極度のストレスに曝されて急激な錯乱状態に陥ったなど，縦断面で〈了解可能〉であれば，心因性精神疾患が疑われ，ただちに統合失調症とは診断されない。統合失調症は一般に目立たない症状から始まるが，1〜2年の間にどんどん異常な発言や行動が増えてくる。その急性疾患と比べればゆっくりだが，成長過程の中では比較的急な変化が，ストレスによる心因性精神疾患ともウイルス性脳炎などの外因性精神疾患とも異なる内因性疾患としての独特の発症の仕方なのである。

　このような〈発生的了解〉の不能による統合失調症の診断は，クレペリンのように慢性進行性の長期経過を確認してから診断するのと比べれば，まだしも短い時間で実行できる。しかしながら，その精度にはかなり問題がある。たとえば，思春期の子どもの様子がおかしくなってきたということで家族が受診させ，本人はなにも語らず，家族もなにもきっかけ（＝心因）が思い当たらないという場合でも，家族や教師が気づかないところでいじめられている可能性がある。つまり，心因がないということはそう簡単には言えないのである。

　したがって実際の臨床的診断においては，横断面の〈静的了解〉と縦断面の〈発生的了解〉の両方を考慮して判断する。すなわち，はっきりした心因がなく，理解不能な症状が出現してきた場合に統合失調症と診断しているのである。それは結局のところ，理由もわからず，わけのわからない症状が出現するのが統合失調症だということであり，やはり統合失調症は捉えそこなわれることによって捉えられたと見なされているのである。

一級症状

　症例を集めるのが困難なほど珍しい疾患でもなく，当初から生物学的な原因があるはずだといわれながら，数十年にわたってそれが確認されなかったため，統合失調症は「心因性疾患でも外因性疾患でもない」という除外診断によって定義される時期が続いた。しかもそれがあまりに長引いたため，事実上「わからない」ことがこの疾患の特徴として扱われていた。しかし，〈静的了解〉もできないし〈発生的了解〉もできない，だから「わからない」のだというのは，実はヤスパースの真意に沿っていない。というのは，ヤスパースは〈了解不能〉なものは〈説明〉されるべきだと考えていたのであり，たしかに当時の未熟な脳科学による拙速な〈説明〉については「脳神話」と呼んで批判していたとはいえ，統合失調症が将来生物学的に説明されるようになること自体は否定していなかった。むしろ，今日でも統合失調症が十分〈説明〉されていないことは，ヤスパースにとっても予想外のことだろう。

　ヤスパースの盟友であり，戦後のドイツ精神医学を牽引したシュナイダーは，統合失調症の診断についてのこの宙吊りのような状況を真正面から受け止め，独特の微妙な立場を採った。それは「統合失調症は生物学的な原因をもつ疾患ではなく，もっているはずだと想定される疾患概念である」というものである。

　ヤスパースとシュナイダーは，各種精神疾患を原因によって心因性・外因性・内因性に三分類することはクレペリンと同じだが，これら三群を病の「深さ」の違いによって階層的に整理した。すなわち，最も浅い層が正常に近い神経症などの心因性疾患で，最も深い層が認知症などの外因性疾患であり，それら二層の間に来るのが躁うつ病と統合失調症の内因性疾患だとする。そして，身体疾患と同じ意味で疾患だと言えるのは外因性疾患のみで，心因性疾患には類型があるだけであり，内因性疾患はそれら両者の間で，疾患であると想定されるような類型なのだという。つまり，内因

性疾患である統合失調症は，厳密には疾患ではないのだが，疾患だと想定されるものだというのである。

シュナイダーはこのように理解しにくい定義を提案する一方で，実用的な観点から，統合失調症に特徴的な一連の症状を摑み出して「一級症状」と名付けた。それは，①考想化声，②言い合う形の声の幻聴，③自身の行動と共に発言する幻声，④妄想知覚，⑤身体的被影響体験，⑥考想被影響体験，⑦感情・欲動・意志の領域における被影響体験という7つの症状であり，これらのうちのいくつかがみられれば，まず統合失調症と診断して間違いないだろう，とこれも微妙な言い方をしている。

シュナイダーの一級症状は20世紀の後半には世界中で統合失調症の診断によく使われていた。しかし，1980年代以降，米国からDSMという操作的診断体系が世界に普及させられる過程でその実用的価値を否定され，次第に影響力を失ってきた。シュナイダーの一級症状は統合失調症の幻覚・妄想には独特の特徴があるという主張であるが，DSMはそれが統合失調症に特有とは言えないと否定している。といっても，DSMのほうに代替案があるわけではなく，DSMは幻覚・妄想についての分類を一切せずに，ただそれらの出現期間のみを問題にしている。具体的に言えば，DSM-Ⅳ（1994年出版）までは「奇異（ビザール）な妄想」という表現で，統合失調症に特徴的な妄想の例を挙げていたのだが，DSM-5（2013年出版）において，この種の妄想が統合失調症に特徴的だという記述を抹消しているのである。

実用主義的であるという点でDSMとシュナイダーの精神医学は似ているのだが，それにもかかわらず，DSMはシュナイダーの一級症状を消してしまった。シュナイダーが「あるはずの生物学的原因が見つからない」という宙吊り状態において，なんとか臨床的に有用な統合失調症の診断法を作り出そうとして提起した一級症状を，DSMはしつこく攻撃して潰してしまった。それでDSMは正しい原因を見つけるのに貢献したのかと言えば，全然そういうわけではないのである。DSMが統合失調症の定義として残したのは「幻覚・妄想などの精神病症状が一定期間以上持続し，社

会機能が低下する状態」という，なんとも無味乾燥でイメージしにくい定義だけであった。

　それどころか，DSM は精神疾患の生物学的研究に役立っていないということで生物学的研究者たちから愛想を尽かされかけてさえおり，将来もっと役に立つ生物学的分類法ができるまでの間，仕方なく使われているだけの偽物の分類法だと見なされるようになっているのである。つまり，DSM が現在も精神医学の主流の位置にあるという事実が表しているのは，精神病理学が統合失調症を捉えそこなってきたということだけではなく，それと同時に，生物学的精神医学もまた今のところ統合失調症を捉えそこなっているということなのである。

自我障害

　シュナイダーの一級症状は，DSM に否定されたとはいえ，その DSM もやはり生物学的精神医学に貢献しえていないのだから，やはり統合失調症の本質的な病理を反映しているのではないかと考える研究者も少なくない。そして，その本質的病理に迫るために，上記の 7 つの一級症状のうち性質の似たもの同士が纏められ，①②③は特徴的な幻聴，④は特徴的な妄想，⑤⑥⑦は被影響体験という 3 つのグループに整理された。このうち被影響体験とは，自分の身体・思考・感情・意志などが自分のものではなく誰か他人のものとして感じられるという極めて異様な体験である。先に述べた DSM で「奇異な妄想」と呼ばれているのも，まさにこの種の体験のことなのである。

　具体的には，「自分の考えていることが，すぐさま周囲に伝わってしまう」と訴えたかと思えば，逆に「自分の頭に他人の考えが入り込んでくる」とも訴える。いずれも正常な人にはまったく〈了解〉できない体験だが，それらの表現から「自分（自我）という纏まり自体が壊れている」状態を想定させるので，シュナイダーはその状態を「自我障害」と呼んだ。また，

後の研究者たちによって，①②③の幻聴も「自我障害」の現れだと考えられるようになった。

　そしてこの「自我障害」が，20世紀後半以降のドイツ精神医学とその影響を受けた日本などの精神医学にとって，統合失調症の代名詞となった。統合失調症患者の訴える奇妙奇天烈で〈了解不能〉な主観症状の多くが，すべて自我の纏まりが悪くなっている「自我障害」のためだと説明できるので，「自我障害」は間違いなく非常に有用な概念である。この概念によって統合失調症の診断はヤスパース流の除外診断ではなくなり，一級症状がまだはっきりしない初期の段階でも積極的な診断ができるようになった。また同時に，「自我の纏まり」という人間精神にとって根本的な機能が壊れてしまうことが，この病の治りにくさを説明するものと解釈された。

　ところが，この「自我障害」の概念には重大な問題点があった。それは，統合失調症患者の自我が壊れていると見なすことによって，その人には一人前の人権がないという判断がなされ，社会的差別に結びついてしまうという社会的帰結である。もっとも，「自我障害」の概念ができるよりはるかに前，統合失調症の概念もなかった古代の昔から，精神病患者は差別され，その人権は制限されていた。精神病患者は多かれ少なかれ自由を制限される代わりに，本人の行為や判断についての責任を免除されていた。しかし，「自我障害」の概念はそのような実用的・習慣的な判断と社会的差別を理論的に正当化し，統合失調症という診断名が即人権の制限に直結する状況を作り出したのである。

　やがてこの問題点について，当事者の権利を擁護する立場からの批判が湧き起こってきた。批判者たちは，「自我障害などと言うが，人間の自我が壊れるということなど本当にあるのか。それは当事者の苦しみを理解しない冷たい見方ではないのか」と疑問を投げかけた。主に精神医学の外部からのこのような批判に対して，精神病理学者たちはなんとか「自我障害」の概念を守ろうと努力した。しかし，そもそも「自我」とはなにかについての共通の了解がないため，議論はすれ違うばかりで，「自我」の機能障

害としての「自我障害」という病態が実在することを批判者たちに納得させることができなかった。

　以上のように，「自我障害」の概念は統合失調症の精神病理学にとって1つの到達点であったが，「自我」の概念についての確定した定義がないために「自我障害」の概念も明確化することができず，外部からの批判に耐えることができなかった。精神病理学は「自我障害」の概念によって統合失調症をしっかりと捉えたつもりだったが，残念ながらそれを外部に対して説得力をもって証明することができなかったのである。

リカバリーと軽症化

　近年，統合失調症の当事者と支援者の間で「リカバリー」という言葉がよく使われるようになっている。「リカバリー（recovery）」とはもともと「回復」を意味する言葉だが，その「回復」の意味が，必ずしも医学的な治癒の意味ではなく，むしろ努めて社会復帰の意味で使われている。あえてそういう非医学的な意味で使うことによって，社会の側に統合失調症患者を受け入れる体制を整えるよう促す狙いがあるようである。

　しかし，精神病理学の立場からは，この「リカバリー」という概念を受け入れることには抵抗がある。なぜなら，統合失調症は社会的な要因で発症しうる心因性疾患ではなく，「厳密な意味で疾患であることが要請されている」ところの内因性疾患だからである。患者が社会復帰できるということはもちろん喜ばしいことであるが，社会の側が変化して患者を受け入れたということなら，それは明らかに医学的な意味の回復ではない。医学的に回復していないものを回復したと見なしてしまうと，元来慢性進行性の経過をとる疾患として定義された統合失調症の概念が見失われてしまう。精神病理学は統合失調症がなぜ疾患なのかをはっきりさせることを使命としているので，反対に統合失調症が疾患なのかどうかをうやむやにしてしまう「リカバリー」の概念とは相性が悪いのである。

一方，20世紀の終わり頃から，統合失調症の減少あるいは軽症化ということが指摘され始めた。発症率の低下についてはいまだ確実なデータがないようだが，軽症化についてはすでに広くコンセンサスになっている。軽症化の理由についてはさまざまな意見があるが，最も本当らしいのは，患者が発症早期に発見され，早くから抗精神病薬による治療を受けることで，重症化しなくなっているという説である。発症早期にドーパミン系の過剰活動を薬で抑えれば，悪循環が断ち切られ，ある程度以上は悪化しないのだと説明される。「リカバリー」を目指す当事者たちも，このような説明を受け入れていることが多いようである。

　しかし，一部の研究者はこのような生物学的説明をよしとせず，統合失調症の減少は社会状況の変化によるものだと主張している。先進諸国の社会が，自我や個性が重視された近代社会から，それらが重要でないポストモダン社会へと移行したことによって統合失調症の発症が減り，代わって自閉スペクトラム症が増えているのだという。これはさまざまな精神疾患の原因が社会の状況にあるとする「社会因」説の1つであり，まったく非医学的な説であって，精神病理学の学説とは言い難い。とはいえ，この種の諸理論の基盤となっているのは，統合失調症の本質が「自我障害」であるという精神病理学説である。「自我障害」という概念が多義的で，さまざまな解釈を許すために，このような社会因説の根拠にされてしまうのである。

　この状況は，統合失調症の精神病理学が，みずから生み出した「自我障害」という概念の多義性によって自壊し，抵抗力を失って，社会因説のような外部からの影響にされるがままになっていると見ることもできるだろう。そのように外的要因に翻弄される精神病理学の状況を，統合失調症患者の自我が他者に操られる症状である被影響体験に喩えるならば，「自我障害」の概念は，いわば精神病理学自体の「自我障害」を引き起こしているのである。

まとめ

　以上に見てきたように，精神病理学は統合失調症を繰り返し捉えそこなってきたが，それはそもそも精神病理学が無力な方法であったとか，最初から統合失調症には合っていない方法だったということではない。むしろ逆に，統合失調症は精神病理学によって定義される疾患概念であったからこそ，一方では生物学的精神医学にとって難攻不落の手強い研究対象であり，同時に他方では社会因説論者に現代社会を批判する根拠を与えるような，多面的な概念であり続けて来られたのである。統合失調症は今もなお精神病理学によってしか捉えられない。だからこそ，精神病理学が統合失調症を捉えそこなってきた，その捉えそこない方を凝視してゆくことによって，この病のもつ果てしない複雑さと底知れぬ深さが見えてくるのである。

[文　献]

エーミール・クレペリン（西丸四方，西丸甫夫訳）『精神分裂病』みすず書房，1986 年
クルト・シュナイダー（針間博彦訳）『新版 臨床精神病理学』文光堂，2007 年
E・ブロイラー（飯田真，下坂幸三，保崎秀夫他訳）『早発性痴呆または精神分裂病群』
　　医学書院，1974 年
ヤスパース（西丸四方訳）『精神病理学原論』みすず書房，1971 年
古茶大樹『臨床精神病理学―精神医学における疾患と診断』日本評論社，2019 年
深尾憲二朗『精神病理学の基本問題』日本評論社，2017 年
深尾憲二朗「第 25 章 精神病理学」日本統合失調症学会監修，福田正人，糸川昌成，村
　　井俊哉他編『統合失調症』281-290 頁，医学書院，2013 年

第5章

このままじゃいけない統合失調症概念
——精神障害の具象化問題をめぐるドン・キホーテとサンチョ・パンサ

Ohmae Susumu

大前　晋

はじめに

　統合失調症の本質はどこにあるのだろうか。その本質はこれまで，遺伝学や解剖学や生理学や生化学そして精神病理学など，あらゆる分野で探索されてきた。その時代ごとに輝かしい進歩がうたわれ，本質の解明は時間の問題だと約束された。しかし成果ははかばかしくない。これは各分野の方法論や技術が，未成熟あるいは未発達だったせいなのか。それとも，はじめからそんな本質などないのだろうか。われわれは風車を巨人と信じ込んで挑みかかるドン・キホーテさながらに，幻に向かって狩りをしているのだろうか。この問題は，統合失調症概念が提示されて間もなくから繰り返し議論されてきた。

　いま，その疑義は脳神経科学の最先端から申し立てられている。この潮流は 2010 年ごろから著しい。代表のひとりは，スティーヴン・ハイマンである。スタンレー精神医学研究センターの所長であり，元ハーバード大学学長である。ハイマンが疑義をむける対象は統合失調症に限らない。DSM-IV あるいは DSM-5 に掲載されたあらゆる精神障害カテゴリーが対象である。

ハイマン[(2)]にいわせればDSMやICDに掲載された種々の精神障害はヒューリスティックheuristic[(3)][1]である。われわれが臨床で暗黙のうちに頼っている直感gut feelingあるいは直観intuitionに基づいた診断である[2]。そこには論理や法則やエビデンスの裏づけがない。たしかにこれらは，従来の臨床実践にとって欠かせない手がかりであり，有用性も確認されている[(4)(5)][3]。さらに，DSMやICD以前と違って，信頼性も配慮されている。しかし，妥当性や実在性は保証されていない。これらの精神障害の基礎に固有の病因・病態機序が現実に実在しているという裏づけはどこにもない。

　しかし，これらの精神障害はしばしば，現実に実在する自然種であるか[(6)]のように扱われている。われわれがまだ認識できていなくてもその本質は

---

　[1]「発見的（方法）」と訳されたりするが，ぴったりと当てはまる日本語はない。

　[2] 哲学では，勘やひらめきに相当する「直感」と，ものごとの本質を直証的につかみとる「直観」はまったく異なる。日本の精神病理学研究者の少なからずは，これらが無造作に並べられているという事実に対して体質的反感を覚えるかもしれない。しかしこの件についてハイマンらは，「結構，それではその本質直観とやらのエビデンスevidenceを裏づける実証データを出してくれたまい」と返事するだろう。これに対して「本質直観とはまさに実証データに訴えるまでもない明証性Evidenzであるのだ。お主のほうこそもっと勉強してくれたまい」と再反論しても実りがない。英語のevidenceとドイツ語のEvidenzとはかなりニュアンスが違う。相互交換不可能である。こうなると土俵が違う異種格闘技戦なので，どちらの立場が正しいのか判定しようがない。ただ現在，高インパクト・ファクターの医学雑誌に受理してもらうためには，ハイマンらと同じ土俵に乗せていただかなければならない。実際に近年の医学論文では，Evidenzもevidenceの意味に寄せられてきている。それだけが事実である。

　[3] ヒューリスティックなしに臨床は行えない。とくに薬物療法においてそれは顕著である。たとえば，双極性障害の抑うつ状態に対して，気分調整薬か，新規抗精神病薬か，抗うつ薬のいずれを処方するか，あるいは抗うつ薬のなかでセロトニン再取り込み阻害薬（SSRI）か，セロトニン・ノルアドレナリン再取り込み阻害薬（SNRI）か，ノルアドレナリン作動性・特異的セロトニン作動性抗うつ薬（NaSSA）か，三環系抗うつ薬（TCA）のいずれを処方するかは，直感で決める場合もあるが，エビデンスに従った選択もできる。しかし同じクラスの，たとえばSSRIのなかで，フルボキサミン，パロキセチン，セルトラリンほか数あるうちのどれを処方するかは結局，それまでのみずからの臨床経験や同僚の評判，最近目にした報告や広告，そして患者の希望などを背景において，直感的に決める場合がほとんどである。

間違いなく存在し，われわれによって発見されるのを待っているかのように思われている。⁽⁷⁾

　たとえば金やナトリウムや炭素など種々の元素は，人類の発生以前から地球上に実在している。これらはまごうかたなき自然種である。人類の認識論的な習癖や限界とは無関係に実在する。その実在は，われわれの見立てやさじ加減に左右されない。のちにわれわれは，元素の本質すなわち原子核の構造や陽子・中性子・電子の数などをありのままに解明し，ついに周期表を完成させた。

　同じように考えるならば，さまざまな精神障害もすでに現実に実在している。これらもまた本質の解明を待っている。われわれの努力しだいで，いずれは元素の周期表さながらの精神障害のカタログが整うに違いない。われわれの前に立ちはだかる種々の精神障害は，巨人たちである。ならばわれわれはもてる叡智と研究費を重点配分して，これを征服せねばなるまい。

　これが精神障害の具象化 reification である。⁽²⁾⁽⁴⁾⁽⁵⁾⁽⁷⁾⁽⁸⁾はじめの「統合失調症の本質」という言葉遣いに違和感をもたなかった人は，すでに統合失調症の具象化に加担している。「本物の統合失調症」「統合失調症の中核群・辺縁群」「統合失調症の不全型」などの表現も同様である。「本質が実在するが未発見である」という前提に対する無自覚，それが具象化である。

　おめえ様，待ってくんなせえ。あそこにめえるは巨人でねえ。粉挽場の風車でがすよ。腕とめえるのがね，それ，風でまわって石臼を動かす，翅木だあよ。⁽¹⁾

　このドン・キホーテとサンチョ・パンサのやりとりを，精神障害分類に即して論じる。これが今回の任務である。

定義と分類の方法──本質論と唯名論，自然分類と博物誌分類

　スキャディング⁽⁹⁾は，ポパー⁽¹⁰⁾にならって，医学疾患の定義法を二分した。

本質論 essentialism と唯名論 nominalism である。病名が，疾患の本質（病因・病態機序）を表すならば本質論である。現象（症状・経過）を表すならば唯名論である。実質型神経梅毒が本質論的病名であり，進行麻痺が唯名論的病名である。

ウィトゲンシュタイン[12]が，この周辺を考察している。彼は疾患の基準 criteria と症状 symptoms を区別した。基準が定義を構成する。基準にともなって症状が起きる。そういう取り決めである。たとえば心筋梗塞であれば，基準は冠動脈の閉塞である。症状は冠動脈の閉塞にともなって起きる激しい胸痛，冷や汗，吐き気，恐怖感などである。心電図上の ST 上昇，採血上の CK-MB と心筋トロポニンの上昇などのラボ・データやマーカーも，症状に加えていいかもしれない。

日常会話で疾患というときは，本質論的な考えかたが暗黙のうちに前提されている。一方で唯名論の射程は広い。診断の過程では，見慣れたパターンの認識にとどまる場合もあれば，基礎にある構造や機能の障害の発見に進む場合もある。さらに，特定の原因の同定に至る場合もある[9]。

この区別は，科学における分類の歴史ともオーバーラップする。自然分類 natural classification と博物誌（自然史）natural history 分類である[6][13]。自然分類は本質論に呼応する。博物誌分類は歴史的には本質論との関係も深いが，基本的には唯名論に呼応する。

自然分類では原因に基づいて分類する。この「自然」には，人間の手のいっさい加わらない，あらかじめ実在する自然種という前提が含まれている。それは境界の明瞭なカテゴリーである。取り出す際はプラトンの言うように「自然を関節のところで切り分ける（carving nature at its joints）[6][14]」。関節のないところで切り分けたり，人為的に関節を作ったりしてはいけない。

博物誌分類では原因の推測はせず，現象の同一性と差異を記述する[6]。そこから境界の明瞭なカテゴリーを構成して自然種を目指してもかまわないが，目指さなくてもよい。明瞭な境界なく相互に移行・融合する類型やデ

ィメンジョンでもかまわない。

　博物誌分類は 17 世紀ごろから盛んとなり，18 世紀のリンネで絶頂期を迎えた。リンネはまた，自然分類に先駆けた人物でもある。この時代の本質の担い手は神である。リンネ自身は神に命ぜられたままに，自然の秩序（本質）を五感でとらえ（現象），それを記述した。⁽¹⁵⁾当時の思潮では，本質と現象は一体である。これらを分けるという発想がそもそもなかった。

　17 世紀の目的論的・機械論的自然観の拡がりとともに，本質の担い手は，神ではなく自然科学の諸法則に委ねられるようになった。⁽¹⁶⁾ここで本質と現象は分かたれた。本質は不変であっても現象は不変でない。現象は時間の経過にともなって刻々と動態的に変化する。自然分類においては現象でなく本質が先立つ。分類原理はわれわれの直観でなく，科学的エビデンスに基づかなければならない。似ていない親子兄弟姉妹や他人の空似は，家系図の調査をもとに分類し直さなければならない。リンネが分類の本質原理としてあがめた自然の秩序は，19 世紀のダーウィンにとっては進化の系統樹，すなわち発生学的構造の単なる表面的な現れにすぎない。

　自然分類と博物誌分類の違いを，ジャクソンは植物学者の分類と庭師の分類になぞらえた。⁽¹⁷⁾自然分類で問われるのは原因の裏づけすなわち妥当性であり，博物誌分類で問われるのは実践的な取り扱い上の有用性である。博物誌分類が自然分類によって乗り越えられ，発展解消したわけではない。いまでも双方の分類が棲み分けられている。

　本質論と唯名論，自然分類と博物誌分類といった区別はさらに，中世スコラ哲学における実在論者と唯名論者の普遍論争と呼応している⁽⁹⁾⁽¹⁰⁾ [4]。ただし唯名論のなかでも，実在論との調停を目指した穏健なもの（概念論）から，いっさいの実在論を拒絶した過激なもの（構成論）までがある。⁽¹⁸⁾し

---

　[4] 実在論は，実在論－唯名論，実在論－理想論というふたつの異なった哲学的文脈で用いられる。⁽⁹⁾⁽¹⁰⁾ポパーは混乱を避けるために，実在論にかえて本質論－唯名論という用語の対を提案した。したがってここでいう実在論は，本文中の本質論と等価であると解釈して支障ない。

たがって，実際の分類法は本質論と唯名論両方の要素をもつものがほとんどであり，二者択一ではない。また，先に述べたように，本質論−自然分類の組みと，唯名論−博物誌分類の組みがそれぞれ厳密に一致しているわけでもない。これらはあくまで比較のための目安である。

精神医学における自然分類のはじまり

精神障害における自然分類の試みは近代医学のはじまりとともに，フランスでベイルが端緒を開いた。[19][20]古代以来，メランコリー，マニー，デマンスなどは体液説に基づく本質概念として扱われていた。19世紀初頭のピネルやエスキロールらの時代に入ると，これらは新たに，原因を問わない症候群として捉え直された。さらにジョルジュは[21]1820年，精神障害における病変の座を脳に置いた。彼によれば「狂気は脳の病気である。それは特発性であり，器官がどのように変化するのかという本性はまだ知られていない」。

これらを受けてベイルは[22]1822年，疾患「慢性くも膜炎」を実在する単一の自然種として提示した。メランコリー，モノマニー，マニー，デマンスなどの症候群は多種多様であっても，対応する脳疾患が別々とは限らない。そうではなくて，単一の脳疾患が経過にしたがって，これらの多種多様な症候群を現しているのではないか，そう彼は考えた。その根拠はふたつ，第一に，経過を通じて運動性の麻痺症状が現れる，第二に，共通する脳病変としてくも膜の粘着と肥厚が認められる，以上である。

「慢性くも膜炎」の病名が本質論に基づいていたという事実は重要である。この業績がのちのファルレやバイヤルジェそしてグリージンガー，カールバウムやヘッカーへ引き継がれ，クレペリンの登場を準備した。ただし，慢性くも膜炎はまもなく，「進行麻痺」という唯名論的な病名にとってかわられている。

クレペリンの分類原理は自然種を目指す

　精神障害分類におけるドン・キホーテのなかのドンはクレペリンである。彼の分類原理から一部を切り取って再解釈と再構成を加えたものが，現代のDSMやICDである。したがって，クレペリンの分類原理はいまも有効である。

　クレペリンの精神障害分類の要をなす原理は，元部下ニスル⁽²³⁾やそのまた部下ヤスパース⁽²⁵⁾⁽²⁶⁾が要約した「自然な疾患単位natürliche Krankheitseinheit」[5]として知られている。これは「同じ原因，同じ心理学的基本形，同じ発展と経過，同じ転帰，同じ脳所見をもつ病像，すなわち全体像として一致する病像」である。現代風にいえば，①横断像（状態像，症状，症候群），②縦断像（経過，予後，転帰），③病因（遺伝，感染，中毒など），④病態機序（解剖学，生理学，生化学など）のすべてが「全体像として」一致する病像，さらに要約すれば，現象（症候群と経過）と本質（病因と病態機序）が収斂convergenceする自然種である。

　リンネの博物誌分類が，押し花すなわち時間を止めた現象に基づいていたのに対し，クレペリンは経過すなわち時間の流れを現象に含めた。そのうえで，現象を構成する本質すなわち病因と病態機序を求めた。この一連の手続きによって，現象と本質を包括した自然分類を通じて自然種に迫る。クレペリンは，この「新しい」自然分類のもとに「古い」博物誌分類を取り込んで統合しようという野心をもっていた。

　クレペリンがこれを原理として分類を試みた精神障害は，主に早発性痴呆，てんかん性精神病，躁うつ性精神病⁽²⁸⁾である。これらはいずれも現在のところ現象（状態像と経過）にしたがって分類されている。しかしこれらは，

---

　[5] クレペリン自身の表現では，疾患事象Krankheitsvorgangすなわち「病気／苦悩Leidenの原因，現象，経過と転帰，特定の解剖学的変化⁽²³⁾」である。

　ちなみに，このような存在論的な疾患概念自体はクレペリンの独創ではない。19世紀とくに後半の近代・現代医学における最大公約数的な理解である⁽²⁷⁾。

いずれも独自の身体的病因・病態機序すなわち本質の発見を待っているだろう。メンデレーエフが1869年に発表した周期表の空白で予言した未発見の19の元素のように，である。実際にクレペリンの活動期と同時期に，ガリウム，スカンジウム，ゲルマニウムの3元素が発見された。精神医学界もこれにあやかりたいものである。進行麻痺がよいモデルになるだろう。

進行麻痺の解明は一見順調に進んだ。[29][30] 1880年ごろにはすでに臨床において現象診断が可能になっており，1900年代にはいると神経病理学的診断（病態機序）が確立され，1906年にはWassermann反応（マーカー）が報告された。1913年にはついに，脳内にスピロヘータ（病因）が発見された。この時点で，疾患単位の全項目が揃ったのである。ベイルの主張通り，自然種としての地位が確立された。そして1917年にはマラリア療法の報告である。治療法まで確定した。

しかし，だから何だというのか。梅毒感染から進行麻痺発症までの長い潜伏期の問題や，梅毒罹患患者の5％弱しか進行麻痺を発病しない事実についての問題は残った。[29] 現象と本質の関係は必要十分でない。全体像として一致しない。結局クレペリン自身が「梅毒が進行麻痺になる条件はなお[31]全くわかっていない」と認めている。臨床上の諸問題は，とうてい疾患単位の知識に還元しきれなかった。ホッヘはクレペリンを「幻を求めて見込[32]みのない狩りをする」と揶揄した。ドン・キホーテそのままである。これに対してクレペリンは，「ホッヘが幻と呼んだものを，わたしは理想Idealと呼ぶ。われわれはそれを手に入れようと努めなければならないが，もしかすると到達できないのかもしれない」と応じた。[33]

ブロイラーの統合失調症論における具象化の回避と心理学的全体としての自閉

ブロイラーはさっそく，早発性痴呆の命名について異議を申し立てた。[34]早発性痴呆の状態像と経過はひとまとまりでない。その状態像は必ずしも

発症が早いわけでも，痴呆に至るわけでもない。クレペリンが早発性痴呆のもとにとりまとめたグループは，その現象の性質を踏まえて統合失調症と呼ぶのが望ましい。

　また彼は，統合失調症の名称を採用する理由のひとつとして，形容詞に活用できるという便宜をあげた。彼にとって統合失調症は個人と切り離して実在するものではない。「統合失調症をもつ人」という表現は正しくない。実在するのは「統合失調症の人」だけである。これは統合失調症の具象化の回避である。

　ブロイラーは，統合失調症のグループをとりまとめる臨床的核あるいは核となるゲシュタルト（パルナス）[35][36]・基礎的なパラダイム（マイ）[37]のひとつとして自閉 Autism[34] を挙げた。それは「現実からの遊離であり，豊かな空想生活と結びついている」。これが統合失調症の人の諸症状を含むありようのすべての基礎にあり，独特の色合いを与える心理学的全体 psychologische Ganze（ヤスパース）[26]である。

　この方向性は，のちにミンコフスキーの「現実との生命的接触の喪失」[38]，ビンスワンガーの「自然な経験の非一貫性」[39]，ブランケンブルクの「自然な自明性の喪失」[40]などの現象学的・人間学的概念に発展する。リュムケのプレコックス感 Praecox Gefühl[41] も同じ系譜にある。

　これらは，われわれが患者の言動を要約した術語ではない。患者に与えるメタファーでもない。われわれと患者の出会いの接点から立ち現れてくる「不可解ななにものか」であり，われわれも患者もこれを直接的に体験し理解する。いわば現象学的直観による診断である。

　このような心理学的全体を重視する統合失調症観が，第二次大戦後から DSM-III 受容まで，欧州や日本の精神科臨床を支配した。ICD-8 に（統合失調症における）「パーソナリティの根本的障害は，その最も基礎的な機能，すなわち正常人に個人性，独自性，自己指示などの感覚を与えるものを含む」[42]という記載があるのは，そのなごりである。[35]

ヤスパースによる疾患単位論の見直し

　袋小路におちいったクレペリンの疾患単位論を真摯に批判し，見直しを図ったのがヤスパースである。ヤスパースのふたつの寄与が，結果として疾患単位論を擁護した。

　寄与の第一は了解心理学である。統合失調症を自然種に仕立てるためには，その現象が，他の精神障害や正常心理における現象と明瞭に境界づけられ，区別されなければならない。クレペリンが観察した早発性痴呆のほとんどは入院が必要な重症例だった。したがって正常心理との境界は明らかである。しかしこういった偶然による辻褄合わせでは理論的に困る。さらに，クレペリンの時代よりも外来・軽症例に対する診療の求めは増している。そこでヤスパースが打ち出した了解心理学によって，統合失調症は心因性精神障害や正常心理と明確に境界づけられるようになった。現代的にいえば了解心理学は，診療あるいは診断上きわめて有用なヒューリスティックである [6]。その意味で了解心理学における了解不能は，先に述べたブロイラー，ミンコフスキー，ブランケンブルクそしてリュムケらが提出した諸概念と同じように，統合失調症の心理学的全体をあらわしている。

　しかしながらヤスパースは，統合失調症を自然種と規定しなかった。彼による寄与の第二は，疾患単位の位置づけについての再検討である。彼は「（統合失調症などの）疾患単位とは経験的実在ではなく理念 Idee である」と規定した。すなわち疾患単位の座を（実在する）経験の領域でなく（実在しない）理念の領域においた。統合失調症の具象化を回避したのである。ヤスパースにいわせれば疾患単位の理念は，実際はカントの意味の理念である。すなわち目的は無限の彼方にあるため，到達などかなわない。その

---

　[6] ちなみにヤスパースの了解心理学における鍵概念のひとつ「感情移入」に対してクレペリンは，「人間的接近や詩的共感にとって，なくてはならないのだろうが，研究の手段としては最大の自己欺瞞に至る可能性をもつまったく不確実な方法である」と取りつく島もない。

意味でホッへのいう幻に等しい。しかしそれにもかかわらず，この理念は成果のあがる研究方向を示す。経験的領域を照らすガイドの役割を果たす。したがってホッへの「幻を狩る」という言い分は意地悪にすぎる。疾患単位の追求は自然種そのものの発見にはつながらないかもしれないが，その周辺に実りある成果をもたらすだろう。

　このように，ヤスパースは了解心理学によって自然分類，自然種への足掛かりを確保したうえで，疾患単位の座を実在でなく理念においた。統合失調症の具象化を回避しながらも，統合失調症研究が何らかの発見に寄与するであろうという希望を守ったのである。この微妙な立場には，上司ニスルやアルツハイマーらの意向が反映されているのかもしれない。

シュナイダーによる疾患単位論批判

　ヤスパースが「そっちには巨人なんかいねえでがすよ」ならば，シュナイダーは「どこにも巨人なんかいねえでがすよ」である。

　シュナイダー[44][45]は「ヤスパースがいまだに疾患単位の『理念』を手放そうとしないのは，カントの観念論の回り道としか理解しようがない」と忌憚ない批判を加えた。彼は「クレペリンの精神医学の『古典的な』時代においては周知のように，（自然な疾患単位の）原則を最上位の疾患分類学的理念 nosologische Idee と見なしてきた。この手本の役目を進行麻痺がつとめたといわれている。しかししばしば力説されるように，これは間違っている。なぜなら，進行麻痺は一貫して単一の特定の精神的症状をあらわすとはいえないからである[46]」というように，進行麻痺において現象と本質が収斂しないという事実を突く。

　シュナイダーは精神障害が向かうべき疾患単位モデルとしての進行麻痺をいっさい認めない。原田は[47]「進行麻痺モデルは進行麻痺で終わってしまったのである」「進行麻痺の亡霊に憑かれてはなるまい」と警句を発し，シュナイダー診断学における疾患と心的偏倚の二分法に対する再注目を促

した。シュナイダーに 73 年遅れて，ケンドラーも 2005 年に「もう『スピロヘータみたいな』発見は期待できない」と宣言している。[48]

シュナイダー[46]は早発性痴呆と躁うつ性精神病 [7] を「小疾患単位 kleine Krankheitseinheit」の類型においた。これは，所定の現象（状態像と経過）をあらわすグループである。本質論でなく唯名論における実在である。理念ではない。

シュナイダーの見解はつぎの通りである。早発性痴呆の本質をなす病変 Morbus をわれわれは知らない。たしかに早発性痴呆の基盤に，身体的病因や病態機序は存在しているのだろう [8]。しかし，その身体的病因や病態機序はただひとつではないだろう。また，ひとつの身体的病因や病態機序が，ある人では早発性痴呆，またある人では躁うつ性精神病，さらにある人では正常な心理をあらわすだろう。すなわち早発性痴呆では現象と本質が対応・収斂しない。したがって，小疾患単位が通常の疾患単位そして自然種に格上げされる見込みはない。

シュナイダー[49]にとって統合失調症は，われわれの申し合わせ・呼びならわしに基づく類型学による診断である。それは本質論でなく唯名論に基づいている。それも，見慣れた現象パターンの認識という，もっとも禁欲的な唯名論である。統合失調症者が一級症状を語るのではない。一級症状を語る者を統合失調症者と呼ぶ，そういう申し合わせである [9]。この診断は，予後や治療反応性の予測，精神科医療従事者間のコミュニケーション，医学

---

[7] シュナイダーは基本的に，統合失調症と循環病の用語を用いるが，クレペリンに即した文脈に限り早発性痴呆と躁うつ性精神病の用語を用いている。

[8] ここでシュナイダー[49]は根拠として精神病理学的事実すなわち意味連続性・意味関連性・意味法則性の断絶を挙げている。これに関しては，ヤスパースの了解心理学に基づくヒューリスティックを踏襲している。

[9] シュナイダー[49]は，「われわれが実際に問われているのは『これは統合失調症かあるいは循環病か』ではない」という。彼にとって統合失調症が自然種をあらわしているとするならば，この発言は意味不明である。もちろんそうでない。彼は「問われているのは『これはわたしが統合失調症と呼びならわすものと一致するか，あるいは循環病と呼びならわすものと一致するか』である」とつけ加える。唯名論の所以である。

教育，精神鑑定，疫学にとって有用である。それ以上でもそれ以下でもない。[18]

米国における統合失調症診断の膨張

第二次大戦以後の米国精神医学の主流は，生物心理社会 biopsychosocial モデルにあった。[50]このモデルでは，正常と異常のあいだの境界づけを絶対視せず，生物・心理・社会それぞれの次元の兼ね合いに応じて柔軟にとらえる。背景には，「健康な心理から神経症そして精神病は重症度が違うだけで根本的には同じ心理である」というメニンガーのイデオロギーがあった。[51]一方で，欧州大陸や日本の臨床で参照されてきた了解心理学や統合失調症の現象学的・人間学的概念は，ほとんど顧みられなかった。

ブロイラーがとりあげた統合失調症の臨床的核としての自閉は，米国では現象学的直観によってとらえる心理学的全体としての意義を奪われた。[35]感情障害 Affektstörungen，連合弛緩 assoziative Lockerung，両価性 Ambivalenz そして自閉は，部分的・要素的な症状として正常心理学の範囲あるいはその延長として解釈された。さらにこれらは看護師用の教科書で 4A としてとりまとめられ，手ごろな覚えかたとして広まった。[52]結果として統合失調症の指示する範囲は，躁うつ病（感情障害），神経症（両価性），自閉症（自閉）との境界を侵犯して拡大した。この方向性は生物心理社会モデルとも呼応している。

さらに 1950 年代から広まった精神科薬物療法が，他の精神障害あるいは正常心理と統合失調症の境界を曖昧にした。クロルプロマジンが 1954 年に欧米で発売されると，米国では精神科医療の脱施設化の流れと相まって商業的な大成功をおさめた。クロルプロマジンは当初うたわれた広い作用スペクトラムのうち，生気的抑うつの領域を 1959 年発売のイミプラミンに譲ったため，次第に統合失調症との結びつきを強くしていった。その結果，「統合失調症にクロルプロマジンが有効である，したがって，クロルプロマジンが有効だから統合失調症である」と認識する人があらわれた。

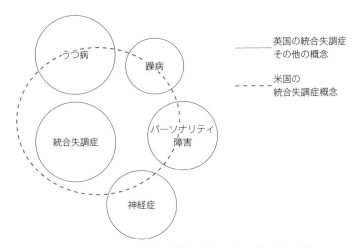

右側凡例:
——— 英国の統合失調症
　　　その他の概念

- - - 米国の
　　　統合失調症概念

左側円内: うつ病　躁病　統合失調症　パーソナリティ障害　神経症

図 5-1　米国と英国の統合失調症概念の違い（文献 53, 54, 55, 56）

これは論理学でいえば後件肯定の誤りである。逆は必ずしも真でない。さらに事実としても誤っている。実際には，クロルプロマジンは躁うつ病の躁状態にもうつ病の焦燥・激越状態にもパーソナリティ障害圏の攻撃性・衝動性にも有効である。[53]しかし現実には，これらまでがすべて統合失調症と呼ばれるにいたった。

　その結果，1970 年までに米国の統合失調症は，英国ならばうつ病，躁うつ病，パーソナリティ障害，神経症と診断される領域を大きく侵犯するまでに膨張した（図 5-1）。[53][54][55][56]

疾患単位論の復興によってふたたび自然種を目指す

　この事態に危機を覚えたのが，当時米国では少数派だった生物学的精神医学研究者たちである。1970 年にワシントン大学（St. Louis）のロビンズとグーズは，[57]精神疾患の診断妥当性 validity を問うた。それはつぎの 5 段階で構成される。すなわち①臨床記述，②検査所見，③他の障害の除外，④経過研究，⑤家系研究，である。

ここで彼らは明らかに本質論・自然分類・自然種を目指している。その証左に彼らは[58]「われわれは診断が妥当であってほしいと願っている。診断が自然に存在するモノに対応している——『実在の real』障害を記述している。それが妥当の意味である」という。これはクレペリンによる疾患単位論の復興である。実際に彼らは，新クレペリン主義者たちと呼ばれた[59]。以後はこの 5 段階が，精神科診断の目指すべきゴールドスタンダードとなった [10]。

　実際に彼らが，統合失調症の予後良好群と予後不良群についてこの 5 段階を調査したところ，予後良好群の第一度親族には感情障害が多く，予後不良群の第一度親族には統合失調症が多かった[57]。この結果が，統合失調症の予後良好群と予後不良群という分類の妥当性を支持する [11]。

　この論文が出版された 1970 年に，折よくリチウムが米国で上梓された。これを機会に，米国の精神科病院統計に躁うつ病がよみがえる。テイラーら[60]は「米国で炭酸リチウムが使用されるようになったところ，躁の診断がよみがえり，他の精神病，とくに統合失調症との鑑別が重要になった」と語った。

　リチウムは急性期の躁状態に対する効果だけでなく躁病相・うつ病相の双方に対する再発抑止効果という多面的な効果が実証された[61]。そのため，リチウムは躁うつ病の表面的な症状だけでなく本質にも直接効果を及ぼしているようにみえた。さらに，薬物療法の効果から逆算して，精神障害の脳科学的な本質に対する仮説が発表された。すなわち 1965 年にはうつ病に対するモノアミン仮説・セロトニン仮説[62][63][64]，1976 年には統合失調症に対するドパミン仮説[65][66]である。これらの仮説は，統合失調症やうつ病の本質が，

----

　[10] 新クレペリン主義の信条では，精神疾患相互間の区別・境界づけだけでなく，精神疾患と正常心理の区別・境界づけも要請されている[59]。

　[11] ただし先に述べたように，当時の米国の診断流儀では，現代でいう精神病性の特徴をともなう双極性障害のほとんどすべてを統合失調症と診断していた。すなわち，ロビンズら[57]は自分たちで統合失調症と躁うつ病を混ぜ合わせておいたうえで，もう一度分けて「どんなもんじゃい！」と得意になっていたというのが真相である。

脳内化学伝達物質の過剰あるいは欠乏であるかのような印象を与えた。糖尿病におけるインスリンや，感染症における細菌とペニシリンの役割がテンプレートである。精神医学も糖尿病学や感染症学にあやかりたい。統合失調症の本質は大脳辺縁系ドパミンの過剰放出かもしれない。そうあってほしい。いや，そうに違いない。ディメンジョン的にいえば，願望から確信まではひとつらなりである。

　こうして，統合失調症，双極性障害，大うつ病それぞれのカテゴリーに対し，順に抗精神病薬（クロルプロマジン），気分調整薬（リチウム），抗うつ薬（イミプラミン）の組み合わせが，それぞれの妥当性を裏づけているかのように認識されるように至った。ここに不安障害とベンゾジアゼピン系薬物の組み合わせを加えてもいいかもしれない。

　しかしこれは先に述べた後件肯定の誤りである。すなわちロレックスをはめているからといって預金通帳を確認もせずに金持ちと断定するようなものである。こんなお人よしでは詐欺師のよいカモである。推論としては正当であっても，真である保証はない。真偽については別の方法で確かめなければならない。そして各種精神障害と各種化学伝達物質の対応関係が実証されたなどという事実はどこにもないのである。

病因や病態機序の理論に対して中立だったはずの DSM-III の分類思想が，生物学主義的疾患モデルと接続された

　ロビンズ，グーズらは妥当性の5段階を踏まえ，新たな精神科診断基準を作成した。いわゆるファイナー基準である。ここで彼らは，障害の診断のために必要な特徴を明確に記載して，診断の信頼性を確保しようと試みた [12]。妥当性を評価するためには，まず信頼性を確保しなければならない。この手続きは理にかなっている。

---

　[12] 通常これを操作的診断基準 operational diagnostic criteria というが，明示的診断基準 explicit diagnostic criteria と呼ぶほうが正確である。

この妥当性と信頼性の追求という潮流に，のちの研究用診断基準（Research Diagnostic Criteria：RDC）[13]そして DSM-III の編集委員長であるスピッツァーも従った。DSM-III はそれまでの DSM-II とはまったく異なる分類思想のもと作成された。

　しかし新クレペリン主義と DSM-III の分類思想は同じではない。新クレペリン主義が，本質論の自然分類から自然種を目指したのに対し，DSM-III は原則として唯名論の博物誌分類にとどめている。DSM-III で分類されているのは疾患でなく症候群あるいはパターンであり，本質でなく現象である。DSM-III は病因や病態機序の理論に対して中立 atheoretical である。生物学主義的な疾患モデルでも精神分析学的な力動モデルでも接続できる。多軸評価システムは生物心理社会モデルのためのアダプターである。

　DSM-III は新クレペリン主義の自然分類的な疾患カテゴリーを踏まえながら，生物心理社会モデルのようなディメンジョン的な捉えかたにも対応できるようにシステムを調整しなければならなかった。具体的には，「それぞれの精神障害が，他の精神障害との間にも，精神障害のない状態との間にも明瞭な境界をもつ（不連続で）個別的な実体である」という自然種の前提を留保せねばならなかった。そもそも「自然を関節のところで切り分け」たくても，たいていはその関節が見当たらない。実際に DSM-III のカテゴリー診断は，関節がないところで自然を強引に切り分けている。それは大うつ病性障害の診断基準に顕著である。

　自然分類と博物誌分類の混線は，他でも大きなねじれを生んだ。妥当性と有用性の混淆である[14]。DSM-III では妥当性を判断する因子として，

　[13]　現在 NIMH（米国の国立精神衛生研究所 National Institute of Mental Health）が主導して進めている研究領域基準（Research Domain Criteria：RDoC）とは違う。
　[14]　スピッツァーは別の論文で「障害に典型的な特徴が，障害の定義に含まれない有用な情報（病因，リスク因子，通常の経過，家族集積性，管理や治療の決定における助けなど）を与えてくれるならば，診断概念は妥当性をもつと想定される」と語っている。

経過，予後，家族歴に加えて治療反応性を認定した[(71)]。これは有用性の指標としては適当でも，妥当性の指標としては不適当である [15]。先に述べた，「クロルプロマジンが有効だから統合失調症」式の後件肯定の誤りに対して，正当性のお墨付きを与えてしまった。

　しかし DSM-III にはやはり，新クレペリン主義の本質論・自然分類・自然種の痕跡がある。「はじめに」によれば DSM-III は個人を分類しているのではなく，個人が「もつ」障害を分類している。そのため本文では「統合失調症性の」という言い回しを避けて「統合失調症をもつ個人」と表現している。この個人とは異質で切り離し可能な障害という規定は，感染症やがんと同じく自然種を示唆する[(6)]。DSM-III はブロイラーと逆に，具象化へと舵を切ったのである。

　さらに日本語版独特の問題がある。DSM-IV 以降の日本版タイトルは「精神疾患[(74)]の診断・統計マニュアル」（傍点筆者）とされた。障害を疾患と訳した結果，各診断カテゴリーの与える印象はさらに自然種に接近した [16]。残念な誤訳である。

　結果として DSM-III は，本来の意図とは違うように運用された。暗黙裡に生物学主義的な疾患モデルと接続された。結果として DSM-III に掲載された各種精神障害は，自然分類の自然種[(4)(11)(76)(77)]と解釈された。DSM-5 では多軸評価システムが廃止された[(78)]ので，生物学主義的な志向はさらに強まった。しかし実際のところ，その診断カテゴリーのほとんどは関節のないところで強引に切り分けた結果である。しかも，併存症 comorbidity や特定

---

　[15] 薬物が疾患の病因や病態機序と密接に結びついている場合に限って，治療反応性は妥当性の指標として適切である。具体的には先に挙げた，糖尿病におけるインスリンや細菌感染症における各種抗菌薬などである。このような模範例はつよく印象に残るが，実際にはきわめてまれである。ステロイドやインターフェロンに代表されるように，ほとんどの薬物の治療効果は疾患非特異的である。
　[16] ネッセはすでに[(75)]，新しい診断システムがもたらす水面下で進行する由々しき影響として，精神科医が診断カテゴリーをあたかも疾患のように考えるよう促す傾向を指摘していた。

不能 Not Otherwise Specified（NOS）診断が不自然なまでに多い。自然種というには無理がある。しかしこれらの矛盾は，表面的には治療反応性，すなわち各種精神障害と各種薬物との組み合わせ関係によって覆われた。いわば妥当性と有用性の混淆によって取り繕われた。こうして統合失調症を所与の自然種とみなす具象化は着々と進行していたのである。

DSM-III⁺の統合失調症は，それ以前の統合失調症と異なる概念である

　現行の公式な診断基準は DSM-5 ないし ICD-11 だが，主たる問題点はDSM-III の頃から基本的に変わっていない [17]。ここではパルナスらにならって，DSM-III 以降現在の DSM-5 に至る諸版を総括するときは，DSM-III⁺の総称を用いる。

　DSM-III⁺における統合失調症の診断基準では，ブロイラー以来の自閉・了解心理学・プレコックス感などのヒューリスティックが，すべてうち棄てられている [18]。ここには核となるゲシュタルト（パルナス）・基礎的なパラダイム（マイ）が欠けている。そのため DSM-III⁺の統合失調症は，それ以前の統合失調症と連続性が保たれているとは言い難い。オーバーラップする領域は大きくても異なる概念である。

　DSM-III⁺の操作的診断基準に掲載された諸項目は，あらかじめ患者に備わっている症状である。面接者は適切な質問を通じてこれらのあり／なしを聴取する。一方プレコックス感などの，核となるゲシュタルト・基礎的なパラダイムは，患者にあらかじめ備わっているわけではない。患者と面接者とのあいだ，出会いの接点から立ち現れてくる現象学的直観による診断である。

---

　[17] DSM-III では，統合失調症の前駆あるいは活動相の開始が 45 歳以前という基準がある。これは DSM-III-R では消去された。
　[18] パルナスはこれらを，消えゆく遺産 disappearing heritage と呼んでいる。

ロビンズらやスピッツァーは，このような概念を理解しようとしないか，聞く耳はあっても，「では，そのプレコックス感というのを実証していただきましょうか。お話はそれからです」と慇懃に返事するのが精いっぱいだろう。プレコックス感は精神医学における主観主義の象徴であり，科学志向とは相いれないと判断された。精神分析学の諸概念と同等の扱いである。

　無理はないのかもしれない。当時すでにプレコックス感の概念は，当初の理論的・現象学的な意味あいを失い，「即座に」「最初の3分間で」診断するという安直かつ危険なヒューリスティックに矮小化されていた。熟練者だけでなく学生や研修医も用いるDSM-III⁺に採用されるべきではなかったかもしれない。当時反精神医学の猛攻を受けているさなか，格好の攻撃標的となりかねないこのような概念を，策略家のスピッツァーが採用するなどありえなかった。

　しかし，核となるゲシュタルト・基礎的なパラダイムがすべて診断基準から外れてしまうと，各診断基準は字面通りに解釈され，統合失調症診断の特異性・独自性は失われてしまう。伝統的なコンセンサスによれば，幻覚あり／なしや妄想あり／なしのリストだけでは統合失調症の診断に到達できない。ヤスパースの了解心理学なしに，統合失調症の人の心理と精神的に健康な人の心理との間に明瞭な境界線を設けるのは困難である［19］。結果として統合失調症の諸症状が，健康な人の誤った思い込み，空耳，まとまらない思考過程などと同じディメンジョンにおかれる心理として再解釈される。正常心理の延長である。これはブロイラーの4A時代と同じ構図である。

　その結果，DSM-III⁺による統合失調症は，除外基準が診断の決め手となる。それは，病因が不明な非感情病性精神病性症候群の種々雑多なグループにすぎない。かつてシュナイダーが「身体的本質の知られていない精神病のなかから，やや典型的な循環病を除いて，残りのものを統合失調症と呼ぶのである」と評した時代に戻っている。

世界精神医学会の元会長マイ[80]が問う。DSM-III⁺の操作主義的アプローチでは捉えきれない統合失調症特有のゲシュタルト（核となるゲシュタルト・基礎的なパラダイム）が果たして認識可能なのか。あるいは，そのようなゲシュタルトは精神医学の伝統が前提としてきたにもかかわらず，実は単なる幻想だったのか。操作主義的アプローチはその事実を明らかにしただけなのか。マイ自身[37]は，ゲシュタルトは単なる幻想であり，その事実を操作主義的アプローチが白日のもとにさらしたと考えている。一方パルナス[36]に言わせれば，問題の所在はゲシュタルトの側ではなく操作主義的アプローチの限界にある。見えなくなったゲシュタルトを，ふたたび可視化しなければならない。したがってパルナスは，衰退した精神病理学の教育とそのプライオリティの復活を要求する。

---

　[19] DSM-III⁺は，統合失調症の人の心理と精神的に健康な人の心理のあいだに，根本的な違いがあるかどうか，境界線を引くべきかどうかを事前に決めていない。それは事後的に，つぎのような手続きで判断される。
　たとえば赤と青の違いは明白に見えるが，あいだには赤とも青とも決めかねる紫のゾーンがある。紫のゾーンがわずかならばそこに境界線を引けばよい。しかし，紫のゾーンにそれなりの広さ・厚みがあるならば，境界線の引き方は恣意的にならざるをえない。それならば境界線は引くべきでない。それでは赤・紫・青の3カテゴリーとすればどうか。たとえそうしても，つぎは赤紫ゾーンと青紫ゾーンの問題が発生する。ならばいっそ，カテゴリー分類はあきらめて，赤－紫－青という1ディメンジョンを設けたほうが適切かもしれない。
　この紫のゾーンがわずかなとき，希少帯 zone of rarity[4] があるという。「自然を関節で切り分ける」の関節である。連なった山々を1つでなく2つの山と認定するためには，あいだに谷（希少帯）があればよい。これがエビデンス evidence すなわち現在の標準的ルールである。
　ヤスパースの了解心理学[25][26]は，谷のあるなしでなく植生などに着目して地質の違いを調べるようなものである。地質が違うならば，別の噴火のときにできたふたつの山と認定できるだろう。ヤスパースに言わせれば，統合失調症の人の心理と精神的に健康な人の心理は質的に違う。患者と直接会った経験のある者にとっては明証的 Evidenz な事実である。これが統合失調症の認識の原点であり前提である。臨床実践にとって有用なヒューリスティックである。ただしこれも，プレコックス感と同じく安直かつ危険なヒューリスティックに矮小化されるリスクをともなっている。ここでも evidence と Evidenz の違いが問題となっている。

いずれにせよ，現行の統合失調症概念は特定不能の精神病性障害 psychotic disorders not otherwise specified とでもいうべき種々雑多なグループである。範囲は広いが核がない。家族的類似もない。単一のカテゴリーや類型でくくりあげる正当性はどこにもない。妥当性などもってのほかである。パルナスは DSM-III⁺ 以前はそうでなかったと嘆く。しかしマイはそれすらも疑問だという。こんな現状では対応する病因や病態機序など幻でございますだ。

生物学主義的な疾患モデルすなわち精神障害の本質論・自然分類・自然種志向は，一般の人々の心的傾向と容易に適合・共鳴する

　DSM-III⁺の統合失調症概念は，それまでと違って大きな社会的影響力を発揮した。以前は統合失調症の核となるゲシュタルト・基礎的なパラダイムなどは精神科医療従事者間でのみ用いられる符牒だった。またロビンズらによるファイナー基準やスピッツァーによる RDC の目的は，あくまで研究だった。これらに対して DSM-III⁺は，研究だけでなく臨床や疫学統計や教育や司法での使用も前提とされた。さらに作成者の予想を上回って，保険機構の査定や製薬業界の広告などにも用いられた。結果として，統合失調症の診断基準は，一般の人々にもあまねく知られるようになった。

　一般の人々は当初から，素朴な心的傾向として生物学的・社会的・精神医学的な諸カテゴリーを本質論でとらえようとする傾向をもつ。それは性差や人種などをめぐる言説に顕著である。精神障害も例外でない。したがって患者ら当事者を含む一般の人々の心的傾向は，生物学主義的な疾患モデルすなわち精神障害の自然種的な見解と容易に適合・共鳴する。そのとき，患者は自分の混乱した経験や逸脱した行動を，みずからの意志の弱さや気のもちようあるいは不道徳などのせいではなく，脳のせいだと解釈できる。そして汚名返上や情状酌量の可能性を期待できる。

　実際に，患者はしばしば自分の症状を「化学物質の不均衡」あるいは単

に「生物学的」なものであると熱心に説明する。しかし，これらの用語が具体的にどのようなプロセスやメカニズムを指すのかについてはほとんど関心がない。説明としての弱点も認識されないままである。[82]そのプロセスやメカニズムの解明と説明だけが「専門家」に委ねられている。そこで精神科医たちは，最新の知見に基づいた疾患モデルに従って説明を与え，患者の要求に答える。こうして精神科医と患者は「共謀」して，「精神障害は一般的な医学的疾患と実質的に変わるところはない。精神障害患者たちは何らかの基礎にある因果的な本質によって悩まされているだけだ」という印象を作り出す。[77]

このように，統合失調症の自然種仮説は，第一に精神医学研究と臨床の主流を占める生物学志向の精神科医，第二に患者や家族ら当事者，そして第三に保険機構や製薬業界という三者間の相互ポジティブ・フィードバックにより強化され，事実であるかのように化けていった。[77]

いったん事実と認識されてしまうと，その分類と矛盾する観察は無視されてしまう。[6]こうして統合失調症の具象化は定着した。風車は巨人に化けたのである。

ハイマンの具象化批判と新たな方法論

近年は，DSM-III[+]の各診断カテゴリーの妥当性が支持されないどころか，否定的なエビデンスが病因論的にも病態機序的にも蓄積されている。併存症と特定不能診断の多さも分類のほころびをあらわしている。[2][76]それでもDSM-III[+]は論文審査や研究費分配を支配している。[2]

この現況に対してハイマンは恨み骨髄である。[2]彼はDSM-III[+]を認識論の目隠し epistemic blinder・認識論の牢獄 epistemic prison そして DSM-III[+]に従う研究者たちを認識の囚人 cognitive prisoner とまで罵倒する。こんな牢獄に閉じ込められている限り（それもみずから進んで！），精神医学はお先真っ暗であると嘆く。

ハイマンに言わせれば，諸悪の根源は DSM-III$^+$掲載の諸精神障害の具象化である。現況の牢獄を脱出するためには，既存の基準セットの小修正や，診断の端っこの足し引きなどの姑息な手段は通用しない。現行の飛行機はこのままでは遠からず墜落する。10 年と待てない（2010 年現在）。DSM-III$^+$はこれまで飛行機を飛ばしながら直そうと試みてきたが，さっさと限界を認めるべきだ。一刻も早く設計思想を新たにした飛行機の設計に入るべきなのら。

　ハイマンの方法論は，脳がつかさどる諸精神機能の測定から始めようというものである。彼はクレペリン流の精神医学診断分類，まず現象のカテゴライズから始めて，その基礎にある本質（病因と病態機序）を探索するという方法論を全否定する。精神障害は細菌感染症やがんなどとまったく性質が違うのだから，カテゴリーモデルでとらえようとしても実りがない。遺伝学的諸データが示唆するところにしたがって，II 型糖尿病や本態性高血圧や脂質異常のようなディメンジョンモデルで把握しなければならない。それは自然・人間の生物学に根差しているが，自然種ではない[76]。

　ハイマン[2]によれば，精神医学におけるディメンジョンモデルの模範例は精神遅滞である。精神遅滞は遺伝から環境まで多種多様な原因から発生する異種的 heterogenous な集合だが，現象は IQ のディメンジョンで測定できる。必要ならば，生活上の苦痛や機能障害そして治療介入の有用性に関する経験的なデータに基づいて IQ の閾値を設け，カテゴリーを作成すればよい。そのカテゴリーに妥当性はないが，有用性は磨き上げていける [20]。

　たしかに統合失調症を含む精神病性障害は，精神遅滞のように単一ディメンジョンによる測定は難しいかもしれない。それならば主要 5 因子性格検査（Big Five personality traits）のように複数のディメンジョンを用いればよいではないか。因子・次元の設定については，遺伝学や神経回路など

---

　[20] ハイマンがこれを主張した時点は DSM-5 出版より前である。しかしあろうことか，DSM-5 では精神遅滞のラベルを知的能力障害（知的発達症／知的発達障害）に貼り替え[78]，診断基準から IQ を追放してしまった。

脳科学の最先端データが蓄積されている。そこはわれわれに任せたまい。以上がハイマンの主張である。

　ここでは精神病の心理の特異性・異質性が全否定されている。ハイマンにとって，健康な心理から神経症そして精神病は，ひとつらなりのディメンジョン上にある。これらは重症度が違うだけで本質的には同じ心理である。彼は実際に「パーソナリティ障害は他の障害から別の診断軸である第Ⅱ軸に分離されるという，恣意的かつ科学的に奇妙としかいいようのない決定が下されていた」という。実際にDSM-5では多軸診断が廃止された⁽⁷⁸⁾結果，パーソナリティ障害は他の精神障害と同列に並べ直された。ハイマンの意向通りである。

　米国精神医学の主流は，基礎の生物学主義を継続しながら，精神障害分類に関しては新クレペリン主義から新メニンガー主義に移行しつつあるのかもしれない。精神病性障害と非精神病性障害の現象を明晰に区別し，疾患と心的偏倚にそれぞれ対応させたシュナイダー⁽⁴⁹⁾や，その理論に従ってきた者の臨床は「恣意的かつ奇妙」と判断されて切って捨てられるのだろうか。

　それだけでは済まない。ハイマン⁽⁷²⁾は精神医学の特異性・異質性も全否定する。彼にいわせれば，神経学的障害と精神障害という区別は成り立たない。理由はつぎの通りである。習慣的な区別の根拠は，現在の技術で観察可能な解剖学的病変のあるかないかに求められている。解剖学的病変があれば神経科（日本では通常，神経内科と表記する。以下同様），なければ精神科である。しかし特発性てんかん，ジストニア，片頭痛などは解剖学的な病変がなくても，神経科医が治療している。一方，統合失調症には，前頭前野と側頭葉の菲薄化と脳室の代償的拡大という解剖学的異常が確立されているが，それでも精神科医が治療している。したがってハイマンにとって神経学的障害と精神障害は，利害関係のある専門家グループによって取り決められる，変化しやすく穴の開いた境界をもつ集合である。

　ハイマンに対して質問がふたつ。第一に，神経科医と精神科医の区別にも科学的な根拠はないと彼は言うだろうか。これは利害関係のある専門家

グループによって取り決められる，恣意的な区別なのだろうか。第二に，統合失調症の解剖学的異常の件は，彼自身が非難してやまない具象化の典型に見えるが，どうだろうか。ハイマン自身の見解を問いたい。

おわりに

統合失調症概念はこのままじゃいけない。ハイマンが言うように，妥当性を否定するエビデンスは蓄積している。たしかに，現象と一致・収斂する領域に本質すなわち病因と病態機序を求める行為は，ドン・キホーテのごとく幻を追う行為なのだろう。[2][76]

そこで提案されている戦略はおもにふたつある。第一はケンドラーの主張する認識論的反復 epistemic iteration である。筆者は別の機会に紹介した。[11][84][85][86] これは飛行機を飛ばしながら直す穏健な方法である。第二が，領域ごと再構築してしまうパラダイムシフトの試みである。そのひとつが今回紹介したハイマンの方法である。この方向性に呼応するのが，研究領域基準（Research Domain Criteria：RDoC）ないし精神病理学の階層的分類（Hierarchical Taxonomy of Psychopathology：HiTOP）である。これらは DSM-III⁺ の飛行機からパラシュートで降下して，新たな飛行機を設計から始めて資材を取り寄せて裁断して組み立てて飛ばそうという試みである。[2][76][70][87]

DSM-III⁺ 批判については舌鋒するどいサンチョ・パンサのハイマンだが，その正体はドン・キホーテ 2 号なのかもしれない。彼自身の構想自体に，仮説の具象化が少なくない [21]。ミイラ取りもまたミイラである。ハイマンの設計プロジェクトに蝟集したり，あるいは試験飛行に志願したりするのは粗忽に過ぎる。NIMH の予算を総取りしようだなんてもってのほ

---

[21] パルナスによれば，具象化は精神現象を推定上の生物学的基礎に還元する行為である。したがって RDoC の企て自体が具象化の試みであり，精神に関する討議はすべて脳に関する討議に置き換えるべきだという消去主義 eliminativism に近い。ホフも，RDoC が具象化に向かうリスクについて論じている。[8][7]

かである。方法論のエビデンスがいまだ不十分だというのに，手慣れた臨床的ヒューリスティックを放棄するのはまだ早い。(88)

　ハイマンの傍らにはサンチョ・パンサがいるだろうか。振り返ったように，ブロイラーもヤスパースもシュナイダーも，実は各人なりの方法で慎重に精神障害の具象化を回避していた。本質論は避けて唯名論的立場をとっていた。クレペリンですら「みずからが教科書に記載した臨床単位が，自然種を正確に表現している」などという独断的な主張はしていなかった。統合失調症の具象化がここまで尖鋭化したのは，DSM-III 以降である。原田の警句「今後ますます精緻化する脳科学および遺伝子学と精神医学的専門家の共同作業によって多くの問題を探究，解明することは大切だが，基本的な認識の枠組みに無頓着に突き進んでも徒労に終わろう」は，ハイマンやその追随者の耳に届かないだろうか。

　現代の精神医学は，先人の認識論的謙虚さを知らないか，すでに乗り越えているので知る必要はないと信じ込んでいるかのように見える。パラダイムシフトはあとから認定されるものであり，当事者たちが起こそうと思って起こすものではない。ゲルマン民族だって大移動しようと思って大移動したわけではないだろう。彼らがゲルマン民族というアイデンティティをもっていたかどうかすらわからない。

　だまらっしゃい，わしの友のサンチョ。総じて，いくさは何事よりも，一瞬の後を測りえぬものじゃ。ことにな，わしの思案では，いや，確かな事実じゃて。さきごろわしの書斎と書物を盗んでいった賢人フレストンめが，今また巨人を風車に変らせて，鬼畜退治のほまれをわしから奪い取ったのじゃ。(1)

[文　献]
（1）は日本語版のみ参照した。それ以外の日本語以外の引用は，一部訳書を参照したが，その際も筆者自身が原著と比較検討のうえ翻訳し直した。したがって，引用個所の文責はすべて筆者にある。

(1) セルバンテス（永田寛定訳）『ドン・キホーテ　正編1』岩波書店，1971年

(2) Hyman, S.E.: The diagnosis of mental disorders: The problem of reification. *Annu Rev Clin Psychol* 6: 155-179, 2010.

(3) Marewski, J.N., Gigerenzer, G.: Heuristic decision making in medicine. *Dialogues Clin Neurosci* 14: 77-89, 2012.

(4) Kendell, R., Jablensky, A.: Distinguishing between the validity and utility of psychiatric diagnoses. *Am J Psychiatry* 160: 4-12, 2003.

(5) 大前晋「精神医学における診断妥当性―具体化・物象化の錯誤を超えて」『精神科治療学』35巻，133-140頁，2020年

(6) Zachar, P., Kendler, K.S.: The Philosophy of Nosology. *Annu Rev Clin Psychol* 13: 49-71, 2017.

(7) Hoff, P.: On reification of mental illness: Historical and conceptual issues from Emil Kraepelin and Eugen Bleuler to DSM-5. In: Kendler, K., Parnas, J. (eds.): *Philosophical Issues in Psychiatry IV: Classification of Psychiatric Illness.* Oxford University Press, pp.108-120, 2017.

(8) Parnas, J.: Introduction to "On reification of mental illness: historical and conceptual issues from Emil Kraepelin and Eugen Bleuler to DSM-5". In: Kendler, K., Parnas, J. (eds.): *Philosophical Issues in Psychiatry IV: Classification of Psychiatric Illness.* Oxford University Press, pp.105-106, 2017.

(9) Scadding, J.G.: Essentialism and nominalism in medicine: Logic of diagnosis in disease terminology. *Lancet* 348: 594-596, 1996.

(10) Popper, K.R.: *The Poverty of Historicism.* Routledge & Kegan, 1957.（岩坂彰訳『歴史主義の貧困』日経BP，2013年）

(11) Zachar, P., Kendler, K.S.: Psychiatric disorders: A conceptual taxonomy. *Am J Psychiatry* 164: 557-565, 2007.

(12) Wittgenstein, L.: *The Blue and Brown Books. Preliminary Studies for the 'Philosophical Investigations'.* Blackwell, 1958.（黒崎宏訳・解説『『論考』『青色本』読解』産業図書，2001年）

(13) Sloan, P.R.: John Locke, John Ray, and the problem of the natural system. *J Hist Biol* 5: 1-53, 1972.

(14) Woods, D.J.: Carving nature at its joints? Observations on a revised psychiatric nomenclature. *J Clin Psychol* 35: 912-920, 1979.

(15) 松永俊男『博物学の欲望―リンネと時代精神』講談社，1992年

(16) Yoon, C.K.: *Naming Nature: the Clash between Instinct and Science.* Norton, 2009.（三中信宏，野中香方子訳『自然を名づける―なぜ生物分類では直感と科学が衝突するのか』NTT出版，2013年）

(17) 兼本浩祐「2010年分類に基づいたICD-11のてんかん分類―1989年，2017年分類との比較」『精神神経学雑誌』124巻，349-356頁，2022年

(18) 大前晋「Allen Frances の言い分を聞いてみましょう—精神疾患・精神障害の存在論と認識論」『臨床精神病理』41 巻，51-60 頁，2020 年

(19) 大前晋「カタトニー（緊張病）の診断学的格づけ—たたかえ！チーム・クレペリン」『精神神経学雑誌』120 巻，114-122 頁，2018 年

(20) 大前晋「さまよえるカタトニー概念—Kahlbaum の野心にみちた船出と，Kraepelin たちの難航をきわめた着岸」『精神科治療学』33 巻，697-704 頁，2018 年

(21) Georget, M.: *De la folie. Considérations sur cette maladie: son siège et ses symptômes: la nature et le mode d'action de ses causes: sa marche et ses terminaisons: les différences qui la distinguent du délire aigu: les moyens de traitement qui lui conviennent: suivies de recherches cadavériques.* Crevot, 1820. （濱田秀伯監修・解説，島内智子，鈴木一郎訳『ぐんま精神医学セレクション 4　狂気論』群馬病院出版会，2014 年）

(22) Bayle, A.L.J.: *Recherches sur les maladies mentales: thèse. Présentée et soutenue à la Faculté de Médecine de Paris, le 21 novembre 1822, pour obtenir le grade de Docteur en medecine.* Didot le Jeune, 1822.

(23) Kraepelin, E.: *Psychiatrie. Ein Lehrbuch für Studierende und Ärzte. Acthe, vollständig umgearbeitete Auflage. II. Band, Klinische Psychiatrie, I. Teil.* Barth, 1910. （伊達徹訳『老年性精神疾患』みすず書房，1992 年。西丸四方，遠藤みどり訳『精神医学総論』みすず書房，1-21 頁，1994 年）

(24) Nissl, F.: Über die Entwicklung der Psychiatrie in den letzten 50 Jahren. *Verhandlungen des naturhistorischen Vereins in Heidelberg* 8: 510-524, 1908.

(25) Jaspers, K.: *Allgemeine Psychopathologie. Ein Leitfaden für Studierende, Ärzte und Psychologen.* Springer, 1913. （西丸四方訳『精神病理学原論』みすず書房，1971 年）

(26) Jaspers, K.: *Allgemeine Psychopathologie. 5. Aufl.* Springer, 1948. （内村祐之，西丸四方，島崎敏樹他訳『精神病理學總論　上・中・下』岩波書店，1953 年，1955 年，1956 年）

(27) 川喜田愛郎『病気とは何か—医学序説』筑摩書房，1970 年

(28) Kraepelin, E.: *Psychiatrie. Ein Lehrbuch für Studierende und Ärzte. Acthe, vollständig umgearbeitete Auflage. III. Band, Klinische Psychiatrie, II. Teil.* Barth, 1913. （西丸四方，西丸甫夫訳『精神分裂病』みすず書房，1986 年。西丸四方，西丸甫夫訳『躁うつ病とてんかん』みすず書房，1986 年）

(29) 原田憲一「進行麻痺研究史にみる精神病理学」『臨床精神病理』8 巻，205-220 頁，1987 年

(30) 原田憲一「ワッセルマン以前における進行麻痺の診断学—進行麻痺研究史から学ぶ」『神奈川県立精神医療センター研究紀要』6 巻，1-8 頁，1991 年

(31) Kraepelin, E.: The problems presented general paresis. *J Nerv Ment Dis* 63: 209-218, 1926.

(32) Hoche, A.E.: Die Bedeutung der Symptomenkomplexe in der Psychiatrie. *Z Gesamte Neurol Psychiatr. Originalien* 12: 540-551, 1912.（下坂幸三訳・解説「精神医学における症状群の意義について」『精神医学』17 巻, 77-85 頁, 1975 年）

(33) Hoche, Alzheimer: Die Bedeutung der Symptomenkomplexe in der Psychiatrie, besonders im Hinblick auf das manisch-depressive Irresein. Referate, erstattet auf der Jahresversammlung des Deutschen Vereins für Psychiatrie. Kiel 1912. *Z Gesamte Neurol Psychiatr. Referate und Ergebnisse* 5: 804-810, 1912.

(34) Bleuler, E.: *Dementia praecox oder Gruppe der Schizophrenien.* Deuticke, 1911.（飯田真, 下坂幸三, 保崎秀夫他訳『早発性痴呆または精神分裂病群』医学書院, 1974 年）

(35) Parnas, J.: A disappearing heritage: The clinical core of schizophrenia. Schizophr Bull 37: 1121-1130, 2011.

(36) Parnas, J.: The core gestalt of schizophrenia. *World Psychiatry* 11: 67-69, 2012.

(37) Maj, M.: The self and schizophrenia: Some open issues. *World Psychiatry* 11: 65-66, 2012.

(38) Minkowski, E: *La Schizophrénie. Psychopathologie des schizoïdes et des schizophrénes.* Payot, 1927.（村上仁訳『精神分裂病—分裂性性格者及び精神分裂病者の精神病理學』みすず書房, 1954 年）

(39) Binswanger, L.: *Schizophrenie.* Neske, Pfullingen, 1957.（新海安彦, 宮本忠雄, 木村敏訳『精神分裂病 I』みすず書房, 1960 年）

(40) Blankenburg, W.: *Der Verlust der Natürlichen Selbstverständlichkeit. Ein Beitrag zur Psychopathologie symptomarmer Schizophrenien.* Enke, 1971.（木村敏, 岡本進, 島弘嗣訳『自明性の喪失—分裂病の現象学』みすず書房, 1978 年）

(41) Rümke, H.C.: Der klinische Differenzierung innerhalb der Gruppe der Schizophrenien. *Nervenarzt* 29: 49-53, 1958.

(42) World Health Organization: *Glossary of Mental Disorders and Guide to Their Classification for Use in Conjunction with the International Classification of Diseases, 8th Revision.* World Health Organization, 1974.

(43) Kraepelin, E.: Die erscheinungsformen des Irreseins. *Z Gesamte Neurol Psychiatr* 62: 1-29, 1920.（台弘訳・解説「精神病の現象形態」『精神医学』17 巻, 511-528 頁, 1975 年）

(44) 大前晋「疾患単位は理念かそれとも経験的現実か—Jaspers と Schneider の違い」『精神医学史研究』24 巻, 27-33 頁, 2020 年

(45) Schneider, K.: 25 Jahre "Allgemeine Psychopathologie" von Karl Jaspers. *Nervenarzt* 11: 281-283, 1938.

(46) Schneider, K.: *Probleme der klinischen Psychiatrie.* Thieme, 1932.（柏村二郎訳「臨床精神病學の諸問題」『脳』7 巻 1 号, 34-40 頁／7 巻 2 号, 20-26 頁／7 巻 3 号, 32-38 頁／7 巻 4 号, 53-57 頁, 1933 年）

(47) 原田憲一「精神科診断学はどこに向かうのか—開いた診断学を求めて」林拓二, 米

田博編『専門医のための精神科臨床リュミエール3　操作的診断 vs 従来診断―非定型精神病とうつ病をめぐって』36-45 頁，中山書店，2008 年

(48) Kendler, K.S.: Toward a philosophical structure for psychiatry. *Am J Psychiatry* 162: 433-440, 2005.

(49) Schneider, K.: *Klinische Psychopathologie. 6. Aufl.* Thieme, 1962. （平井静也，鹿子木敏範訳『臨床精神病理学』文光堂，1963 年）

(50) Wilson, M.: DSM-III and the transformation of American psychiatry: A history. *Am J Psychiatry* 150: 399-410, 1993.

(51) Menninger, K., Mayman, M., Pruyser, P.: *The Vital Balance: the Life Process in Mental Health.* Viking, 1963.

(52) McNally, K.: Eugene Bleuler's four As. *Hist Psychol* 12: 43-59, 2009.

(53) Kendell, R.E., Cooper, J.E., Gourlay, A.J. et al.: Diagnostic criteria of American and British psychiatrists. *Arch Gen Psychiatry* 25 :123-130, 1971.

(54) 大前晋「双極性障害および関連障害群（診断概念の変遷― DSM-III 導入前まで)」神庭重信総編集，内山真編『DSM-5 を読み解く―伝統的精神病理，DSM-IV，ICD-10 をふまえた新時代の精神科診断3　双極性障害および関連障害群，抑うつ障害群，睡眠－覚醒障害群』11-52 頁，中山書店，2014 年

(55) 佐々木雅明，大前晋「米国における躁うつ病の『埋没』と双極性障害の「発掘」― Kraepelin の（自然な）疾患単位論から Robins/Guze の5段階基準へ」『臨床精神病理』41 巻，140-148 頁，2020 年

(56) 佐々木雅明，大前晋「躁うつ病から双極性障害へ―両概念の構成過程に浮上した2つの境界問題」『精神科治療学』35 巻，941-948 頁，2020 年

(57) Robins, E., Guze, S.B.: Establishment of diagnostic validity in psychiatric illness: Its application to schizophrenia. *Am J Psychiatry* 126: 983-987, 1970. In: Robins, L.N., Barrett, J.E. (eds.): *The Validity of Psychiatric Diagnosis.* Raven Press, pp.1-7, 1989.

(58) Robins, L.N., Barrett, J.E.: Preface. In: Robins, L.N., Barrett, J.E. (eds.): *The Validity of Psychiatric Diagnosis.* Raven Press, pp.v-vi, 1989.

(59) Klerman, G.L.: The evolution of a scientific nosology. In: Shershow, J.C. (ed.): *Schizophrenia. Science and Practice.* Harvard University Press, pp.99-121, 1978.

(60) Taylor, M.A., Abrams. R.: The phenomenology of mania. A new look at some old patients. *Arch Gen Psychiatry* 29: 520-522, 1973.

(61) Schou, M.: Forty years of lithium treatment. *Arch Gen Psychiatry* 54: 9-13, 1997.

(62) Schildkraut, J.J.: The catecholamine hypothesis of affective disorders: A review of supporting evidence. *Am J Psychiatry* 122: 509-522, 1965.

(63) Bunney, W.E.Jr., Davis, J.M.: Norepinephrine in depressive reactions. A review. *Arch Gen Psychiatry* 13: 483-494, 1965.

(64) Coppen, A.: The biochemistry of affective disorders. *Br J Psychiatry* 113: 1237-

1264, 1967.

(65) Meltzer, H.Y., Stahl S.M.: The dopamine hypothesis of schizophrenia: A review. *Schizophr Bull* 2: 19-76, 1976.

(66) Carlsson, A.: Antipsychotic drugs, neurotransmitters, and schizophrenia. *Am J Psychiatry* 135: 165-173, 1978.（島悟訳「ドーパミン仮説の歴史と展望（スウェーデン，1978年）」保崎秀夫監訳，八木剛平編集・解説『精神病治療薬の原点—国外重要文献全訳集』171-190頁，金剛出版，1987年）

(67) Feighner, J.P., Robins, E., Guze, S.B. et al.: Diagnostic criteria for use in psychiatric research. *Arch Gen Psychiatry* 26: 57-63, 1972.

(68) Shorter, E.: The history of DSM. In: Paris, J., Philips, J. (eds.): *Making the DSM-5. Concepts and Controversies.* Springer, pp.3-19, 2013.

(69) Spitzer, R.L., Endicott, J., Robins, E. et al.: Preliminary report of the reliability of resarch criteria applied to psychiatric case records. In: Sudilovsky, A., Gershon, S. et al. (eds.): *Predictability in Psychopharmacology: Preclinical and Clinical Correlations.* Raven Press, pp.1-47, 1975.

(70) Cuthbert, B.N.: The RDoC framework: Facilitating transition from ICD/DSM to dimensional approaches that integrate neuroscience and psychopathology. *World Psychiatry* 13: 28-35, 2014.

(71) American Psychiatric Association: *DSM-III: Diagnostic and Statistical Manual of Mental Disorders, 3rd ed.* American Psychiatric Association, 1980.

(72) Kendler, K.S., Gardner, C.O.Jr.: Boundaries of major depression: An evaluation of DSM-IV criteria. *Am J Psychiatry* 155: 172-177, 1998.

(73) Spitzer, R.L.: Values and assumptions in the development of DSM-III and DSM-III-R: an insider's perspective and a belated response to Sadler, Hulgus, and Agich's "On values in recent American psychiatric classification". *J Nerv Ment Dis* 189: 351-359, 2001.

(74) American Psychiatric Association: *Diagnostic and Statistical Manual of Mental Disorders, 4th ed: DSM-IV*^{TM}. American Psychiatric Association, 1994.（高橋三郎，大野裕，染矢俊幸訳『DSM-IV 精神疾患の診断・統計マニュアル』医学書院，1996年）

(75) Nesse, R.: Psychiatry. In: Maxwell, M. (ed.): *The Sociobiological Imagination.* SUNY Press, pp.23-40, 1991.

(76) Hyman, S.E.: Psychiatric disorders: Grounded in human biology but not natural kinds. *Perspect Biol Med* 64: 6-28, 2021.

(77) Adriaens, P.R., De Block, A.: Why we essentialize mental disorders. *J Med Philos* 38: 107-127, 2013.

(78) American Psychiatric Association: *Diagnostic and Statistical Manual of Mental Disorders, 5th ed: DSM-5*^{TM}. American Psychiatric Association, 2013.（日本精神神

経学会日本語版用語監修，髙橋三郎，大野裕監訳『DSM-5 精神疾患の診断・統計マニュアル』医学書院，2014 年)

(79) Parnas, J., Bovet, P.: Psychiatry made easy: operation(al)ism and some of its consequences. In: Kendler, K., Parnas, J. (eds.): *Philosophical Issues in Psychiatry III: the Nature and Sources of Historical Change.* Oxford University Press, pp.190-212, 2014.

(80) Maj, M.: Critique of the DSM-IV operational diagnostic criteria for schizophrenia. *Br J Psychiatry* 172: 458-460, 1998.

(81) Ahn, W.K., Flanagan, E.H., Marsh, J.K.: Beliefs about essences and the reality of mental disorders. *Psychol Sci* 17: 759-766, 2006.

(82) Haslam, N.: Psychiatric categories as natural kinds: Essentialist thinking about mental disorder. *Social Research* 67: 1031-1058, 2000.

(83) Haslam, N., Ernst, D.: Essentialist beliefs about mental disorders. *J Soc Clin Psychol* 21: 628-644, 2002.

(84) Kendler, K.S.: An historical framework for psychiatric nosology. *Psychol Med* 39: 1935-1941, 2009.

(85) Kendler, K.S.: Epistemic iteration as a historical model for psychiatric nosology: Promises and limitations. In: Kendler, K., Parnas, J. (eds.): *Philosophical Issues in Psychiatry II: Nosology.* Oxford University Press, pp.305-322, 2012.

(86) 大前晋「精神障害における存在論と認識論—DSM 委員会と精神病理学の古典と」『臨床精神医学』50 巻，671-678 頁，2021 年

(87) Krueger, R.F., Kotov, R., Watson, D. et al.: Progress in achieving quantitative classification of psychopathology. *World Psychiatry* 17: 282-293, 2018.

(88) Frances, A.: RDoC is necessary, but very oversold. *World Psychiatry* 13: 47-49, 2014.

第6章

統合失調症の責任能力について
—— 「純粋精神医学」の立場から

Kocha Hiroki
古茶大樹

はじめに——純粋精神医学とは

　臨床精神病理学ひいては臨床精神医学の理解には，「精神障害には疾患的であるものと，疾患的でないものとがある」という前提が必要不可欠である。この前提が今日の精神医学では曖昧になってしまっている。DSM（APA）にせよICD（WHO）にせよ，精神障害を定義するだけで，「精神医学における疾患とは」という問題をあえて明らかにしようとはしていない。現代精神医学は進むべき方向性を見失い，混沌とした状況に陥っているように筆者には見えるのだが，それはこの前提を棚上げにしていることと無関係ではあるまい。

　現代精神医学には何らかの道標が必要である。その道標となり得るのがK・シュナイダーの主著『臨床精神病理学』である。その思想を筆者が「純粋精神医学（pure psychiatry）」と呼ぶ所以は，それが時代を超えて臨床精神医学を理解するための普遍的価値を有しているからに他ならない。純粋精神医学は先の前提を出発点としており，精神医学のあらゆる領域において堅固な土台となり得るものである。司法精神医学も例外ではなく，責任能力判定においても重要な意味をもっている。

本章ではまず純粋精神医学の思想を紹介し，次に責任能力判定のプロセスにしたがって精神医学的診断を司法精神医学の参照枠に移し替える作業について説明する。最後に統合失調症を中心に，純粋精神医学的視点から見た責任能力判定について筆者の考えを述べたい。

純粋精神医学の思想

　純粋精神医学は，精神医学が自然科学には収まりきらないことをはっきりと認識している。身体医学が自然科学の領域から外れることはまずないのだが，精神医学は違う。精神医学がその対象を把握する際には社会科学の方法（理念型〔ideal type〕）[(2)(4)]を使っている。そしてその本質を探究する段階で，（一部の領域で）自然科学の方法を積極的に用いる。精神医学はそのような「ねじれの構造」を本質とする学問であり，それに由来するジレンマが必ず生ずる。そのような精神医学の特殊構造を純粋精神医学はしっかりと見据えている。その思想の要旨は次のようにまとめられる[(4)]。

- 精神障害には疾患的であるものと，疾患的でないものとがあることを前提とする
- 精神医学における疾患の定義は，1つは身体医学と共通する存在概念を当て，それが当てはまらない場合には精神医学固有の了解概念（生活発展の意味連続性・合法則性）に依る
- 精神障害の分類体系には疾患単位と類型が混在している
- 疾患的である精神障害には，身体的基盤が明らかなもの（器質性・症状性・中毒性精神病）と，身体的基盤が要請されているもの（内因性精神病）とがある
- 精神障害の類型は，形而上の水準で提唱されたもので，すべてが形而下にある身体医学の類型とは本質的な違いがある
- 精神医学におけるさまざまな類型は，理念型の役割を果たしている
- 疾患的ではない精神障害の類型は，社会的な価値と結びついている

表 6-1 「疾患単位」と「類型」の比較

	疾患単位	類型
性質	・観察される対象は客観的に実在する ・自然科学的方法で証明できる	・観察者であるわれわれの思考の中にある（理念型） ・客観的実在を証明できない
定義されている水準	形而下にある身体的基盤	形而上の精神症候学
個々の症例への適用の仕方	そうであるか，そうでないか	どの程度当てはまるか
カテゴリーの境界	・身体的水準で境界は明瞭 ・連続的変化であっても境界線を引くことができる	・身体的水準での境界は不明 ・精神症候学上の境界も曖昧
喩えるならば	・症例を入れることのできる「容器」 ・症例に「境界」を与えるもの	・症例を測るための「定規」 ・症例に「構造」を与えるもの
診断をつけるには	・ゴールド・スタンダードに基づいて作成された診断基準を使う ・感受性と特異性が明らかになり診断の確率がわかる	・診療場面では理念型であることを認識して使う ・疫学調査や研究においては操作的診断が必要
具体的カテゴリーの例	アルツハイマー型認知症，SLE，薬物中毒など	統合失調症，躁うつ病，パーソナリティ障害，ストレス関連障害，発達障害，衝動制御障害など

　疾患単位と類型を比較したのが表 6-1 である。ある精神障害が疾患単位として確立しているものなのか類型として提唱されたものなのかという認識は，臨床場面のみならず疫学調査や研究においても，その実務や結果の解釈のうえで重要だろう。今日の精神医学は何でも実証しなければ気が済まないというなかば強迫的な実証主義に陥っているように見えるが，先の認識はそれ以前の問題であることを強調しておきたい。

純粋精神医学に基づく精神障害の分類

　純粋精神医学の分類体系を表 6-2 に示す。精神障害は大きく三群に分類される。(3)(4)これら 3 つの群はその性質がまったく違う。ここでは「疾患的である」精神障害にのみ精神病という術語を使う。

(1) 第三群：身体的基盤が明らかな精神病

この群は器質性・症状性・中毒性精神病である。身体医学でいう疾患（存在概念）に相当するもので，「疾患的である」ではなく「疾患である精神障害」と呼んでもよい。認知症関連疾患，出生前後の傷害が明らかな精神遅滞（重度の遅滞は例外なくこの群である）などの器質性疾患，甲状腺機能障害に代表される内分泌疾患，ループス脳症，肺炎によるせん妄などがある。覚醒剤や大麻，ステロイドなどによる中毒性精神病もここに含まれる。

身体的基盤と精神症状との関係については，ある程度の傾向を指摘することはできても，「この精神症状があればその身体的基盤がわかる」というような特異的な関連はない。身体疾患や中毒性物質の存在は，精神病の発症（現存在〔Dasein〕[8]）を説明することはできても，その精神的病像の種類や具体的内容（かくある存在〔Sosein〕[8]）までは説明できない。そこまで踏み込むと，どうしてもそれ以外の個体の何かが関係していると言わざるを得ないのである。この群の精神障害については精神症候学・精神病理学だけで診断をつける（身体的基盤を同定する）ことはできず，身体的検査が必要となる。

(2) 第一群：心的あり方の異常変種

「疾患的ではない精神障害」を「心的あり方の異常変種」と呼ぶ。疾患的ではないことがわかっていながら積極的に対象として扱っているところが，精神医学の身体医学と大きく異なる点である。この群は，精神生活に大きな変化があってもそれは意味ある変化であって，意味連続性は一貫して保たれている。知能の偏り，性質や反応の仕方の異常は常に相対的なものである。質的ではなく量的な違いで，しかも社会にとってマイナスの性質を帯びた偏りである（価値判断が含まれている）。この群は明瞭な境界線なく健常者の領域に移行する。正常心理の延長線上にあって，その変種・偏りと表現すべきものである。

この群には従来，生来性，心因性・反応性（人格発展を含む）とみなされ

表 6-2　精神障害の3つの群

群の名称	疾患単位か類型か	身体的基盤	カテゴリーの性質	診断の性質
第一群： 心的あり方の異常変種 （疾患的ではない精神障害）	類型	想定 されない	理念型	診断とは呼べない，類型学
第二群： 内因性精神病 （疾患的である精神障害）	類型	仮定・要請 される	理念型	・「心的あり方の異常変種」 　との境界は鑑別「診断」 ・内因性精神病の中では鑑 　別類型学
第三群： 身体的基盤が明らかな精神病 （疾患である精神障害）	疾患単位	明らかで ある	実在	鑑別診断

てきたものが含まれる。シュナイダーの体系では，異常知能素質，異常パーソナリティ，異常体験反応であった。(8)現在使われることのある病名としては，軽度から中等度の精神遅滞（明らかな身体的基盤が見つからないもの），発達障害，注意欠陥・多動性障害，パーソナリティ障害，ストレス関連障害，摂食障害，薬物の精神的依存，かつての神経症全般，性に関連するさまざまな異常，衝動制御障害などがここに含まれる。

　この群の患者は「精神障害があるから社会適応が悪い」と思われがちだが，事実はその反対で，「社会適応が悪いから精神障害として採り上げられている」のである。社会不適応のさまざまな類型を見ているといえるかもしれない。

(3)　第二群：内因性精神病

「疾患的である精神障害」つまり精神病のうち，身体的基盤がいまだ明らかでないものが内因性精神病である。第三群は身体的基盤が明らかであるから文句なく疾患と見なすことができたが，内因性精神病に含まれる諸類型は身体医学と同じ水準の疾患としては確立していない。この群はあくまで「疾患的である精神障害」にとどまっており，その根拠は，その時々

に明らかになる断片的な身体的異常やそれを示唆する何かではない。この群に共通するメルクマールは，精神病理学的な特徴である生活発展の意味連続性中断・合法則性破壊(4)にある。これについては後述する。

あらゆる疾患は身体に宿るものであるという大原則に照らし合わせるなら，「疾患的である精神病」には身体的基盤がなくてはならない。それゆえシュナイダーは内因性精神病には身体的基盤が要請されている・仮定されていると主張した。この領域の類型はすべて理念型だが，われわれはその背景にある身体的基盤を見つけ出そうとしている。つまり社会科学的な方法で抽出した理念型（われわれの思考の中にとどまっているもの）を，自然科学的検査で究明しようとする（物質的に実体化しようとしている）。これこそ精神医学に課せられた重要なミッションであり，同時に最難関課題なのである。

第三群は身体医学つまり自然科学的側面が，第一群は社会科学的側面が前面に出ているのだが，この第二群は社会科学と自然科学が必然的に交差する独特な位置を占めている。精神医学の学問的な「ねじれの構造」が大きな問題として立ちはだかるのである。この内因性精神病の領域には，従来から統合失調症と躁うつ病の二大類型が提唱されている。

責任能力判定のための司法精神医学の参照枠

責任能力判定においては犯行と精神障害との関連を吟味するわけだが，その前に精神医学的診断を司法精神医学の参照枠に移し替える作業が必要になる。この枠組みが責任能力判定の土台となる。表6-2の分類との関係を含めて解説したい。

精神医学的診断までは事実が「いかにあるか」を扱う経験科学の領域だが，この移し替えからは「いかにあるべきか」という規範学の領域に足を踏み入れることになる。精神医学的診断からこの作業までは専ら精神科医の役割である。

ここに紹介するのは，ドイツ司法精神医学で採用されている責任能力判定のための参照枠（4つの導入指標）である[(7)]。この参照枠は法曹によく浸透しており，共有できる対話ツールとして非常に役に立つ。今後も何かと変化し得る臨床分類や診断に対し，鑑定作業に（ひいては法廷においても）一定の秩序を与える役割を担っている。新たに採用された概念（病名）は，それがどこに位置づけられるかを法曹に説明することができる。

　この参照枠において精神障害はまず「疾患的な精神障害」と「精神的偏倚」に分けられる。これはまさに純粋精神医学の視点であり，臨床精神医学の大前提に基づいている。そして精神的偏倚は「深刻な意識障害」「精神発達遅滞」「重いその他の精神的偏倚」に分けられる。ICD-10 の病名を対応させたものが表6-3である。鑑定医はこの振り分け作業を行い，それぞれの群における責任能力判定の参考になる資料を作成する。4つのカテゴリーについて以下にまとめておく。

(1) 疾患的な精神障害 (krankhafte seelische Störung)

　「疾患的な」とは「疾患を原因とする」という意味である。ここでの疾患という言葉は医学的な意味で使われており，「疾患そのものは身体内にしか存在しない」という含みがある。心に身体的・異質なものが闖入する（心に質的な変化が生ずる）からこそ責任能力の問題が生ずるわけである。歴史的にもそして現在においても，「疾患的な精神障害」という法曹のコンセンサスが得られているのは表6-2の第二・第三群に限られている[(6)]。

　この群の責任能力判定の原則は，犯行時に精神病の状態であったことが明らかであれば，精神病がその人の意思能力を喪失させないことが立証されない限り責任能力喪失とするというものである。ただし酩酊犯罪についてはこの原則はそのまま当てはめられていない[(6)]。この重要な例外は責任能力判定の本質的側面，つまりこれが規範学であることを反映している。診断名により責任能力の範囲がある程度規定されている，いわゆる差別的解決は，現行の鑑定においても暗黙のうちに採用されているように思える。

表 6-3　司法精神医学の参照枠と ICD-10 病名の対応
(文献 7 をもとに筆者作成)

疾患的な精神障害：脳疾患，精神病
F0　症状性を含む器質性精神障害
F1　精神作用物質使用による精神および行動の障害（F1.x2 を除く）
F2　統合失調症，統合失調型障害および妄想性障害（F21 を除く）
F3　気分（感情）障害（F34 を除く）

深刻な意識障害：正常心理学的な意識障害，情動
F43.0　急性ストレス反応

精神発達遅滞
F7　精神遅滞

重いその他の精神的偏倚
F4　神経症性障害，ストレス関連障害および身体表現性障害
F6　成人の人格および行動の障害
F21　統合失調型障害
F34　持続性気分（感情）障害
F24　感応性妄想性障害
F1.x2　依存症候群

注：児童思春期の精神障害は対象から除外されている。摂食障害と非器質性不眠
症も含まれていない。

(2) 深刻な意識障害（tiefgreifende Bewusstseinsstörung）

　情動行為にみられる極めて短時間の「意識障害」を指す。情動行為とは，
激怒や絶望などの感情の異常な高まりが，ごく短時間だけ非常に激しく変
化し，理性的な人格がそれに打ち勝つことができないというものである。
爆発反応や短絡行為の形をとり，しばしば器物損壊や殺人などの犯罪行為
に及ぶ（情動犯罪）。この概念は司法精神医学に特有のもので，臨床分類の
中にこれにぴたりと当てはまる診断名はない（便宜上は ICD-10 の「急性ス
トレス反応」を当てている）。

　この判定では「深刻な」という形容詞が重要である。情動行為に至るま
での前史，犯行時の意識障害の程度（典型的な経過，完全な健忘，見当識障害）
が評価の対象となる。健常人で生じた情動行為は完全責任とされることが
多い。パーソナリティ障害や発達障害が背景にあり，加えて抑うつ状態や

著しい心身の疲弊が加味されると，限定責任と判定されることがある。

(3) 精神発達遅滞 (Schwachsinn)

　知能の偏り（統計学的な異常知能）はマイナス側の偏りしか異常とは見なされない。これは科学的基準ではなく価値基準である。ここでいう精神発達遅滞は，奇形や疾患の結果ではないものを対象としている（それが明らかであれば「疾患的な精神障害」である）。偏りの程度は軽度が多く，正常との明瞭な境界はない。それゆえ中等度や重度と比較すると犯罪との関係がより深い。判定の原則は，犯行内容と知的能力との関係により判断する。単独で行う万引きの場合と，組織的詐欺犯罪によくわからないまま手先として加担した場合とでは判定が違ってくる。多くの精神発達遅滞者は生活の知恵を身につけているもので，ここでは知能指数よりも生活の自立度を重視してよい。その犯行には，爆発しやすい，新奇の刺激に引き寄せられやすい，我慢することが難しいという特徴が現れている。

(4) 重いその他の精神的偏倚 (schwere andere seelische Abartigkeit)

　軽度の精神発達遅滞を除く第一群がここに当てはまる。個々の障害は理念型である類型として提唱されており，正常との明瞭な境界はない。疾患と見なすことはできず，パーソナリティ・体験反応（人格発展を含む）の偏りと見なすべきものである。

　ここでは「重い」という形容詞が重視されていて，重くないこれらの精神障害は責任能力を吟味する対象から外れる（完全責任となる）。一般的には重い，軽いという形容詞は連続性のある量的変化を対象に使われるはずだが，この「重い」は「疾患的な精神障害に準ずるものでなければならない」とも記されている。「疾患的な精神障害」は心の質的な異常（健常時との質的違い）が強調されていたはずであるから，「重い」という連続体を表現する形容詞とどこか矛盾する。このグループに属する診断名は，表6-2の第一群に相当するもので，社会不適応を類型化したものばかりであ

る。社会適応や性格傾向を問題にしている以上，それは責任能力ではなく情状酌量の領域で検討すべきものであるように思う。またここでいう「重い」は，単なるその特徴の重症度として理解すべきでない場合がある。たとえば反社会性パーソナリティ障害やクレプトマニアなど，犯罪と結びつけられた類型がそうである。これについては文献5でくわしく論じた。

責任能力判定について——精神科医としての意見

　責任能力判定は法曹の責務だが，鑑定医はその判定に必要な資料を作成しなければならない。ここには「純粋精神医学ならでは」の重要な着眼点がある。それは鍵概念である意味連続性・合法則性である。

(1) 意味連続性・合法則性とは

　意味（Sinn）とは，ものの考え方，性格傾向，感情的応答の仕方，欲動の志向性を指している。人は誰もがそのような固有の意味ある（sinnvoll）まとまり（意味連関）を形成している。ある側面は純粋に素質的なものに由来し，別の側面は状況と体験によって育まれたものだろう。そして意味連続性とは縦断的な意味連関のつながりを，合法則性とは横断的な意味連関の状態を指しており，合法則性が破壊されたときに連続性の中断が生じたと評価される。

(2) 責任能力と意味連続性・合法則性

　固有の意味連続性・合法則性をもつ責任を負うべき主体に，無意味な（sinnlos），身体的に異質（疾患的）なものが闖入し，その合法則性を破壊し連続性を中断する——そのような事態が精神病の発症である。そこには犯罪行為の責任を負うべき主体がないといってもよいかもしれない。本人とは無縁である疾患によって変化してしまった主体には，もはや責任を負わせることができないと考えるのは妥当である。

責任能力判定においては，意味連続性と合法則性を別々に判断することで問題点を整理することができる。認知症や意識障害（身体的基盤が明らかなもの）は絶えず合法則性を破壊するものであるから，連続性中断も常に生じている。その場合，責任能力判定は合法則性の破壊の程度と犯行内容とを照らし合わせて評価することになる。

　内因性精神病においては意味連続性の中断と合法則性の破壊は必ずしも一致しない。そこにはさまざまな段階がある。筆者の考える原則は次の通りである。躁うつ病においては寛解期と病相期で判断が異なる。完全寛解であれば責任を問うこともでき，責任量を限定する必要もない。病相期に入っても，合法則性に若干の変化はあっても破壊とはいえない（連続性も中断していない）程度の軽いものがある。その段階でも責任能力を問うことができ，科すべき責任量だけが問題となる（完全か限定か）。そして程度が重くなり合法則性の破壊が生じた時点では，もはや責任を問うことができなくなる（責任能力喪失）。

　次に述べる統合失調症は，躁うつ病と比較するとより複雑である。

(3) 統合失調症の責任能力

　統合失調症ではともすれば幻覚・妄想といった病的体験の有無ばかりが注目されがちだが，思考障害（連合弛緩）もまた立派な症状である。了解的関連で理解できる犯行であっても，犯罪衝動に対する反対志向の欠如に統合失調症の症状（連合弛緩）が影響を与えていることは見逃されやすい。その場合は対象者の日常生活に連合弛緩がどの程度影響しているかを評価する。日常生活にも深刻な影響を与えている場合は，たとえ犯行についての了解的関連が保持されていても完全責任を主張することは難しい。

　統合失調症の事例で，幻聴に基づいた犯罪行為について「命令の幻聴があったとしても，それに従うかどうかは別の問題である」という検察側の主張を耳にする。これは暗黙裡に正常心理（健常者）の合法則性をそのまま当てはめてしまっている。統合失調症における命令の幻聴は，多くの場

合その人の行動を支配するという事実を見落とした指摘である。発病以前のその人にあったはずの（健常な）合法則性は破壊されているのである。

　統合失調症の病勢期ではまさに合法則性が破壊されるので，意味連続性の中断も認められる。病勢期におけるあらゆる犯罪行為に対して責任を問うことはできない。責任能力が阻却されていないことを証明することは不可能で異論の余地はない。

　寛解期に入ると，患者は統合失調症を経過した人として新たなまとまり（合法則性）を獲得することになる。発病前の水準まで回復した文字通り完全寛解の状態での犯行であれば，その合法則性は発病前の水準と比肩し得るものであるから責任を問うことができるし，その責任量も健常者と変わらない。難しい問題は発病後の不完全寛解である。病勢期を経過し獲得された新たなまとまりは，発病前のそれとはもはや同じものではない。縦断的に見ると意味連続性は発病前後で中断している（これを屈折〔Knick〕と呼ぶ）。病勢期を繰り返すたびに連続性が中断するわけだが，ときには中断が発病時のたった1回しか認められない場合もある。不完全寛解の状態での犯罪行為をどのように評価すべきか。従来の慣例はあくまで発病前の状態と比較することで，本来あるべきまとまりとは違う状態であるということを重視して，全般的な責任能力喪失を想定していた。(6) 発病を境とする意味連続性中断をより重視する見解である。昨今ではこの慣例に対し批判的見方が優勢である。責任能力とは常に特定し得る犯罪行為に対するものであるから，精神障害の状況によってその都度判断が下されるべきであると考えるのはもっともなことである。統合失調症であるからといって，あらゆる行為について責任がないということはあり得ない——それもまたもっともな批判だろう。病勢期であるかどうか，寛解期であるなら欠陥があるか（不完全寛解）・ないか（完全寛解），欠陥があるとしたらその程度はいかほどかによって，特定行為に対する精神障害の影響は違うということである。病勢期を経過し新たなまとまりが獲得されているのであれば，そこにみられる欠陥の程度つまり発病前と比較した合法則性の破壊の程度を丁

寧に評価し，犯行に与えた影響を分析することが要求されている。縦断的に見た意味連続性中断の有無よりも，犯行時の（発病前と比較した）意味合法則性の破壊の程度を重視した立場といえるだろう。たとえば日常生活に影響を与えない程度の断片的な幻聴が慢性的に持続していたり，病的体験はすでに消退し陰性症状主体であったりといった状態下での統合失調症患者の異常体験反応による犯罪行為が問題になりやすい。ここにもさまざまな程度があって，完全責任，限定責任，責任能力喪失のいずれであるかが判定される。あるいは責任能力ではなく情状酌量として取り上げられることもあるだろう。

おわりに──「了解可能」をめぐって

　精神鑑定に携わり，法曹と対話する中で気にかかっていることがある。了解可能とは何かについて精神科医と法曹との間で齟齬があるのである。これまで指摘されていないが重要であるし，本章で述べた意味合法則性の理解にもつながる。

　「了解可能である」とは，精神病理学的には観察者の価値観をいったん棚上げし，対象者に感情移入し，直感的にその意味連関を把握し理解できるということである。あくまで対象者固有の意味連関があることを前提としていて，十分な情報があれば観察者によるその理解は幾通りもあるわけではなく，1つだけに集約される。だからこそヤスパースは了解的関連の理解を「明証性を持って出てくる」と表現した。そこでは一般化された（常識的な）価値基準は適用されない。むしろそのような価値基準は精神病理学的な了解の判断には不要なもの・感情移入を妨げるものとして積極的に退けられる。[(2)]

　一方，責任能力判定で重要な着眼点の1つである「犯行動機の了解可能性」は，精神病理学的なそれとは違う。法曹は対象者に感情移入することなく，あくまで観察者の視点（価値基準）から「了解可能」性を規範学的

に検討するのである。そこには普遍化された規範が漠然と想定されており，そこからどれだけ逸脱しているのかが法廷で争われている。その規範は漠たるものであるから，同じ犯罪行為を見ていても弁護人と検察官とで「了解可能」をめぐる意見が対立するのである。弁護人は性善説的立場から逸脱を強調するのだが，起訴に踏み切った検察官は正常心理の枠内で「了解できる」と主張する。純粋精神医学における「了解可能」と責任能力判定におけるそれとの違いは，責任能力判定が規範学であることをまさに物語っているのである。

[文 献]

(1) American Psychiatric Association: *Diagnostic and Statistical Manual of Mental Disorders. Fifth edition.* American Psychiatric Publishing, 2013.（日本精神神経学会日本語版用語監修，髙橋三郎，大野裕監訳『DSM-5　精神疾患の診断・統計マニュアル』医学書院，2014 年）

(2) Jaspers, K.: *Allgemeine Psychopathologie: Für Studierende, Ärzte und Psychologen.* Springer, 1913.（西丸四方訳『精神病理学原論』みすず書房，1971）

(3) 古茶大樹，針間博彦「病の『種』と『類型』，『階層原則』―精神障害の分類の原則について」『臨床精神病理』31 巻，7-17 頁，2010 年

(4) 古茶大樹『臨床精神病理学―精神医学における疾患と診断』日本評論社，2019 年

(5) 古茶大樹「討論 クレプトマニアの責任能力について」『精神神経学雑誌』122 巻，822-831 頁，2020 年

(6) 村松常雄，植村秀三『精神鑑定と裁判判断―諸鑑定例について法律家との協力検討』金原出版，1975 年

(7) Rasch, W., Konrad, N.: *Die psychischen Merkmale. Forensische Psychiatrie. 3 überarbeitete und erweitere Auflage.* Verlag W. Kohlhammer, 2004.

(8) Schneider, K.: *Klinische Psychopathologie. Mit einem aktualisierten und erweiterten Kommentar von Gerd Huber und Gisela Gross. 15. Auflage.* Georg Thieme, 2007.（針間博彦訳『新版 臨床精神病理学』文光堂，2007）

(9) World Health Organization: *The ICD-10 Classification of Mental and Behavioural Disorders: Clinical Descriptions and Diagnostic Guidelines.* World Health Organization, 1992.（融道男，中根允文，小見山実他監訳『ICD-10 精神および行動の障害―臨床記述と診断ガイドライン』医学書院，1993）

第7章

統合失調症再考

──ジャネの「社会的感情論」を手がかりに

Eguchi Shigeyuki
江口重幸

はじめに

　本章では，ピエール・ジャネ（Pierre Janet: 1859-1947）がその後期に展開した「社会的感情論 l'étude des sentiments sociaux affectifs」（文献 24: p.125）（とここでは名づけるもの）を手がかりにして，統合失調症とは何かについて考えてみたい。

　筆者（以下「私」と記す）はこれまで何回か，文化精神医学や医療人類学の視点から統合失調症について記したことがある[4][6][7]。それは主要には統合失調症の，時代や文化に沿った「変容」をめぐるものであった。文化精神医学・医療人類学からの統合失調症をめぐるすぐれた概説としてはラーマン（Luhrman, T.M.）[29]のもの等があるが，今回はこれらとは異なる視角から統合失調症にアプローチしたい。

統合失調症患者はつねに統合失調症的なのか

　私は長らく精神科病院に勤務し，とくに長期入院患者を受け持つことが多かった。そうした経験からすると，統合失調症とされた患者が示す，不

穏や興奮等かつての激しい症状は（再燃・持続する場合はあるものの）一見
したところほとんど消褪していて，日々病棟生活を穏やかに送っていることが多いことに気づいた。それでも彼／彼女たちは統合失調症なのだろうか。そうだとしたら，そのどこまでを疾患と考えたらいいのだろうか。

　精神科の臨床では，診断と用語という独特な手段を使用して，境界も不鮮明な「狂気」等と一般化される事態を分節化し，治療へとつなげようとする。この方法は不確かな部分も多いが，繰り返し学び身につけ，それを日々実践することで，臨床家のいわばメチエになるのである。曖昧な領域を細分化し，解像度を高めて理解するための不可欠の手段であるといえる。たとえば「思考伝播」や「緊張病性昏迷」といったものの“存在”は，こうした診断学的視点がなかったら，アプローチすることが難しいものであろう。

　しかし一方でそうした視点は，正常から切り離された異常（病理）を浮かび上がらせ，その輪郭や差異を際立たせるために，対象とする人々がもっている正常領域と地続きの部分を見えにくくさせてしまうように思う。当事者研究が進められ，「社会的内包 social inclusion」という考え方が今日推奨され，孤独や孤立，排除や摩擦から援護する政策が施行されているが，一方でそれとは反対方向へと向かう病理の細分化，精緻化がなされ，実際はより明確な二極化が展開しているように私には見える。[5]

事例理解へのゆるやかな方法

　精神医学的（病理学的）視点を身につけながら，さらにそれらから少し距離をおいたゆるやかな遠近法的視点をもつことは不可能だろうか。私の問題意識はそのあたりにある。

　かつて樽味伸が描いた[36]，慢性の統合失調症とされる58歳の女性（症例丸田）が典型例として思い浮かぶ。「殺してやる」等の幻聴，追跡妄想，夜間の侵入感，妊娠させられたという妄想的訴えをもちながら，ふだんは病棟で一見陽気に過ごしている長く入院中の女性患者に，樽味は当直の夜

たまたま出会う。そこでは通常とは異なる，しっかりと焦点の合った様子で，長々とした発病時の体験が語り出されるのに驚いている。この女性の底流に，病的とはいえないいわばデフォルトの時間が伏流のように流れているのである。樽味はこれを「素の時間」と呼び，（病的な時間「具の時間」と対比しながら）治療者ではない一人の「ひと」として耳を傾けている自分を発見することになる。

　あるいは，文化精神医学領域では，普遍症候群と文化依存症候群の二項対立図式が伝統的に踏襲されてきたが，中井久夫が『治療文化論』[33]で示した，この二者に「個人症候群」を加えた三項円環図式で考えることにも通じる。個人症候群とは，いわば個々人レベルの病いであり，当人の熟知者あるいは周囲の広義の治療者（本章で言う「隣人＝仲間 socius」）によって認識され，「病い」というより一種の「失調」として「治療」されるものだという。病いには実はこうした３つの「相（アスペクト）」があるが，治療者は若い時は普遍症候群しか見えず，中年になると状況つまり文化依存性が見え，さらに進むと個人症候群として見える，と中井は指摘する。日常臨床においても，普遍症候群を含めた三症候群が，治療者の意識にのぼらぬままに巧みに扱われているのであろう。ここで触れられているものも，「素の時間」の流れの感知につながるゆるやかな方法といえそうである。

ハッキングの「ループ効果」

　正常領域と地続きの領域に目が向くような，もう１つの視点として考えられるのが，イアン・ハッキング（Hacking, I.）が示した，人々を分類する際に現れる「ループ効果」への着目である。彼は今世紀初頭コレージュ・ド・フランスで一連の講義を行ったが，その一部は「精神医学の哲学」[3]とも呼ばれる内容のものであった。

　ハッキング[13]はみずからの学問的スタンスを振り返って，抽象的な言説をもとにトップダウン型にアプローチしてゆくフーコー（Foucault, M.）的方

法に加えて，対面的相互行為をもとにボトムアップ型のアプローチをするゴッフマン（Goffman, E.）的方法の重要性を強調している。ハッキングが前者に多大な影響を受けたことは，いくつかの著作において述べられているが，次第に，後者の方法も採り入れた「相補的」関係が強調されている。そのうえで，2009 年のホルベア（Holberg）賞受賞時のインタビュー[31]では「私はある特定のケースの哲学者である(I am a philosopher of the particular case)」と述べ，実際に難民申請児童のひきこもり事例の分析[14]も発表している。

　ハッキングには，「人々を作り上げる（Making Up People）[12]」プロジェクトという一連の論考があり，人間を分類する際の「ループ効果」というキーワードが頻回に登場する。これは，人々を分類することと，分類された人々のあいだに生じる相互作用についてのものであり，分類によって対象の人々に変化が生じるが，今度はその変化した人々が分類そのものに影響をもたらし，その再検討を促すという現象を示す。一般に，自然科学で使用される分類がおもに「無反応な種 indifferent kinds」を扱うのに対し，社会科学で使用される分類は「相互作用する種 interactive kinds」であり，前者の標的は（分類行為によっても）動かないのに対し，後者の標的は（分類されたことによって）動いてしまう，そういう重要な文脈で登場する用語なのである。実は，この「ループ効果」という語は，社会的相互行為論の古典であるゴッフマンの『アサイラム[10]』から引用されたものである（なおthe looping (effect) は，邦訳では「度を失うこと（の効果）」〔文献10: p.41, 邦訳p.37〕と訳されている）。ハッキング[11]によれば，統合失調症は，一見自然科学的な「無反応な種」として考えられそうであるが，このループ効果によって変化してしまう「相互作用する種」であることになる。こうした，対面状況を重視した相互行為的側面の重要性が指摘されているのである。

ジャネという鉱脈

　次第に本章の話題である「社会的感情論」へと入っていきたいと思う。

ジャネは統合失調症という用語を使用することはほとんどなかったが，幻聴や被害妄想という明確な症状や，さらには統合失調症とほぼ同義の「精神衰弱 psychasthénie」とされる事例でも，その基盤にある「感情 sentiment」を検討し，いわばその発展としての「信念 croyance」を理解する方法を採ろうとした。もちろんジャネは単一の方法や視点ですべてが解決できると考えていたわけではない。逆にそのような発想には正反対の立場だったと思われる。だから，こうした新たな社会心理学的視角から事象を説明しながらも，19世紀的な決定論的部分にもつながる自身のヒステリー理論を手放そうとはしなかったのだろう。それを知ったうえで，私たちは，今日の精神医学的眼鏡を外して，向精神薬発見以前のこの時代に遡り，どのように事例が見えるのかを考える一種の思考実験の世界に入ることになる。

　現在ジャネといえば，解離や外傷性記憶に結びつけられる心理学者として知られる。しかし，今日なお最良のジャネの入門書である『無意識の発見』[8]第6章でエレンベルガー（Ellenberger, H.F）が記したように，第一次世界大戦頃から約半世紀間，ジャネは完全に忘れ去られた研究者であった。時代に遇わない存在だったのである。その原因をエレンベルガーはいくつか挙げているが，この時期に覇権を握った精神分析とドイツ精神医学という，2つの「大きな物語」が流布する時代だったということが影響している。日本にジャネを初めて紹介した今村新吉[15]（京都大学精神医学教室初代教授）も，講演の中で，クレペリン以降のドイツ精神病学が（フランスのものより）「遥かに進歩」しているという正直な感想を述べている。現在ではジャネのほとんどの著作が復刊され，晩年の講義ノート[25]まで発掘されているが，やはりそこに至るには「大きな物語の終焉」というものを待たなければならなかったのだろう。

　ジャネの著作では，初期の「解離の法則」を記したヒステリー・催眠研究[16]（1887）や，哲学博士論文の『心理学的自動症』[17]（1889）がよく知られている。その後，20世紀に入って，コレージュ・ド・フランスの「実験お

および比較心理学」講座を，1902年から1936年までの長期にわたり担当し，その研究生活の後半は，新たに展開された人間科学領域の研究を積極的に取り込んで，実に刺激的思索を展開することを私たちは知ることになる。そこには，大きな影響を受けたW・ジェイムズ（James, W.）をはじめ，ギヨーム（Guillaume, P.）の小児の模倣・発達理論[9]，ボールドウィン（Baldwin, J.M.）の「社会的関係 socius」を中心とした模倣・進化理論[1]，ロイス（Royce, J.）の社会的相互作用の産物としての自我論等の社会心理学の研究が繰り返し言及され引用されている。さらにタルド（Tarde, G.）の模倣理論，モース（Mauss, M.）の贈与論，そしてベルクソン（Bergson, H.）に影響を与えた物語理論である「想話機能 fabulation」や，本章で見ていく言語理論をこれに含めてもいいかもしれない。

この時期ジャネの後ろ姿を見失ったのはなぜか

ジャネにはさらに不朽の主著である『心理的治療』[18]（1919）全3巻がある。先に述べたように，これ以降の著作としては，『苦悶から恍惚へ』[20]（1926-1928），『記憶と時間概念の発達』[21]（1928），『人格の心理的発達』[22]（1929）等があり，こうした単著の他にも，邦訳『被害妄想』[23]（1932）にまとめられる，おもに精神病症状を扱った長大な論文群も並行して精力的に発表していた。

ジャネのこの後期理論は，それが覆う領域が広範囲すぎるため，一言でまとめようとすると，エレンベルガーのように「大総合理論 The Great Synthesis」[8]と呼ぶことになる。つまり，ジャネのこの時期の構想は，その要点を記すだけでも最低400～500頁の大著が必要になる奥行きを備えた記念碑的労作になるものであり，二十数冊の単著と数十篇の論文にまたがる理論（文献8: 邦訳p.445），と紹介されている。それは傾向性の階層構造をもとに，社会的人格形成，基本的感情論，社会的客体化，言語・発達理論，時間論を横断するように構成されたものである。もちろんこれは「大総合理論」に違いないが，ジャネの方法は「大きな物語」ではなく，微視

的な感情論から，相互行為や治療関係でみられる観察をもとに，それらの細部を積み上げていくものである。つまり，ゴッフマンの著作が刊行され注目される 1960 年代の相互行為論に連なる方法が展開されていることになる。私が，「大総合理論」ではなくあえて「社会的感情論」と呼ぶのは，こうした文脈から見直したいと思うからである。

社会的感情論

ジャネの社会的感情論はさらに注目されることの少ない領域であるが，それは長年あたためられたテーマであり，彼のいわゆる「行動の心理学 la psychologie des conduites」の根幹をなすものといえる。

ジャネのシラバス[24]を見ると，1895 年の開講講義を，人格の感情の研究史に充てている。これは，「疲労 fatigue」(1901-1902) への注目，「感情 emotion, sentiment」(1908-1909)，その後しばらくの間をおいて，「行動を伴う単純な感情 (悲しみ tristesse と喜び joie)」(1923-1924) を論じ，そして「情動的社会的感情 (愛 amour と憎しみ haine)」(1924-1925) として展開していく。1924 〜 1925 年度の講義で集中的に論じられ (後の 1932 年になって『愛と憎しみ[19]』という講義ノートが刊行されている)，その後『苦悶から恍惚へ[20]』下巻 (1928) で，宗教的感情と結びつけて大きく論じられる内容のものである。

こうした議論の集大成ともいえる『愛と憎しみ[19]』を簡単に紹介したい (なお本書の要約は，『人格の心理的発達[22]』の第 9 章と 10 章にも紹介されている)。

ジャネによれば，人間は基本的に社会的な存在として形成される。人間の心理的感情はさまざまに複雑化していくが，基本的にそれは 4 つのグループ，「努力 effort」「疲労 fatigue」「失敗 échec (悲しみ tristesse, 苦悶 angoisse)」「成功 succès (喜び joie, 達成 triomphe)」にまとめられる。そうした感情は自動車の機能に比較される。自動車にとっては基本的なエンジン機能があるが，それだけでは役に立たない。安全走行のためには副次的な調整機能が大切なのである。つまり「加速」「制動」「後退」「停止」で

あり，これらは「活動の増加」「活動の休止」「失敗後の活動の完全停止」「達成後の活動の完全停止」と言い換えられる。それぞれに相当するのが先に記した4種の基本的感情である。それらに，感情の欠如である「空虚状態 l'état de vide」と均衡のとれた「平穏状態 l'état de calm」を加えればほぼ全体像を描くことができる，という。

　ジャネはこうして，派生するさまざまな感情を，具体例を挙げながら説明していく。紙幅の都合で章題のみを列挙する。第一部（構成要素）第1章（基本的感情）では，空虚感情と，先述の努力，疲労，苦悶，達成の4種類の基本的感情が順番に紹介され，第2章（社会的傾向性）では，性的傾向性，羞恥心と愛撫，模倣と協働，命令と服従，議論と社会的ヒエラルキー，個人的行動が論じられる。後半の第二部（情動的感情）第1章（反感と共感）では，情動的無関心，反感，気後れ（臆病），共感と支配，共感と指導，利己主義と帝国主義が，第2章（憎しみと愛）では，迫害妄想，憎しみ，願望愛，性的所有愛，精神的所有愛，愛における想像力，感情の進化という順番で論じられていく。

　それぞれの記述は，たとえば以下のような印象深い語り口で展開される。
　「一般的な調整機能と，悲しみ，喜び，苦しみ等の基本的な感情状態について，これまでの講義で学んだことに立ち戻ってみよう。これらは要するに，強さを感じた時の人間の行動の反応である。悲しみとは，自分がしなければならないことに対して弱すぎると感じることであり，喜びとは，自分がしなければならないことに対して強すぎると感じることである」（文献19: p.94）。そして，この強さ force と弱さ faiblesse の感情は何に依存するのかという議論に入っていくのである。

これは20世紀版のスピノザ『エチカ』である

　議論を追っていくと，これは，17世紀にスピノザが『エチカ』[35]第3章「感情の起源および本性について」で展開した議論を基礎に，それらの感情論

の 20 世紀版バージョンであると見て間違いないであろう。スピノザは「愛amor」と「憎しみ odium」と「欲望 cupiditas」の 3 つを基本感情として自説を展開し，さらに多様な感情について議論を展開したことで知られる。それらには（『エチカ』邦訳の索引からのおおまかな引用であるが）悲しみ，恐怖，希望，虚偽，苦痛，歓喜，後悔，幸福，自卑，至福，羞恥，小心，情欲，善・悪，恥辱，努力，憎しみ，妬み，侮蔑，名誉欲，憂鬱，勇気，喜び，落胆，礼譲，憐憫等が含まれている。

　ジャネは当初から「疲労」について注目していたが（1901-1902）（文献24: pp.35-36），こうした社会的感情になぜ目が向いたのだろうか。これはあくまでも私の推測にすぎないが，『苦悶から恍惚へ』下巻（1928）やさらには信仰や信念に至る議論を展開する前段階として，どうしても社会的存在に結びつく基本的感情の再検討が必要だと感じられたのであろう。ジャネは，感情というものが，「一つひとつの心的活動と信念の間に介在していて，…（その両者を結びつけ）…感情は信念を産み出す際にかなり重要な役割を果たしている」（文献23: 邦訳p.5）と考えた。そして病理的な現象（錯覚，幻覚，暗示，妄想等）もこの「信念」の問題として考えようとしたのだと思う（文献24: 141-142）。

　すでに時代は第一次世界大戦という近代戦を経験し，高名な哲学者であった叔父（Paul Janet：1823-1899）が守ろうとした 19 世紀的なものとは異なる哲学的・倫理的系譜を新たに構想せざるを得なかったといえるだろう。もちろん『愛と憎しみ』においても，スピノザの愛憎の定義「愛とは外部の原因の観念を伴った喜びにほかならない（憎しみとは外部の原因の観念を伴った悲しみにほかならない）」（第三部定理 13）といった議論が登場する（文献19: 21, 23 講）。そこで働く「努力 conatus」や「活動 actio」を，ジャネは「心理的な力 force psychologique」や「心理的緊張 tension psychologique」と結びつけながら，彼の治療論を含む社会心理学的な全体構想の基礎をなす部分にしようとしたと考えられる。

命令と服従──言語をめぐって

　ところで，ジャネのこの社会的感情論を，ゆるやかな方法と紹介したが，実はとてもハードな理論が内蔵されていることが判明する。それは，模倣から社会的行動に発展する際の，独特の言語理論である。人間の社会的行動は「隣人（仲間 socius）」に影響され（影響を与えながら）変容していく。それは（要素的）知覚行為と社会的行動の中間に位置し，模倣と協働という社会的活動への架橋がなされる重要な部分である，とされる。

　ジャネは，社会的対人関係にきわめて重大な影響を与える行動として，「命令 l'ordre」と「服従 l'obéissance」を挙げている。彼は言語（さらには知性や階層分化）の起源として，獲物を追う犬の群れの例を何度か挙げて，「言語とは，数々の命令，指令として重要な役割を果たす叫び声の発達したものである」（文献 22: 邦訳 p.174）ということを命題とした。そこには最初に声をあげる首長（リーダー）とそれに従う臣下（従者）が前提とされている。これが模倣 imitation－協働 collaboration－援助 assistance といういわば社会的紐帯の中心を形成する行為なのである。

　ジャネは『愛と憎しみ』[(19)]の中でこうも述べている。「私たちの一生は，命令するか従うかのどちらかしかないのである」（p.93）。「言語 langage とは命令をするための手段でしかない。私たちの質問，解答，記述，長広舌，私たちの言語のすべての形態は，命令のさまざまな表現にすぎない」（p.94）。

　後の『被害妄想』[(23)]（1932）所収の論文でもこう記している。やや長いが引用する。

　「（社会的対人活動は）社会の中できわめて重要な命令 commandements と服従 obéissance とからなる活動である。社会的行為のほとんどはこの命令と服従の行為が基礎になっているからである。要望，請願は，やわらげられた形の命令であり，疑問の提示は言葉の命令であり，質問は記憶を確かめる命令であり，苦情は無視されることから生まれる救済の命令であり，実践的教育は生産の命令であり，理論教育は教えるという活動の命令

である。こうして学校の先生は，いかに教えるかを学ぶ。命令と服従を理解することは，社会的活動のいろいろな局面を理解することになる」（文献23: 邦訳 p.96）

　私たちが想像するレベルをはるかに超えて，命令や服従が，言語という形式によってさまざまな行動に内在化し，請願（祈り）や苦情（主訴），理論・実践的教育に至るまで，浸透していることになる。ここからさらに複雑な過程を経て，命令する者と服従する者の間の（一種の「ループ効果」のようなものを経て）階層分化がなされ，最終的に各々の個性というものも生じてくるというのがジャネの社会的感情論の骨格なのである。

　ジャネは，「言語活動には，私たちが行う行為と，私たち自身の中で想像しながら隣人に行わせる行為という二重性がある」（文献23: 邦訳 p.101）と指摘をする。つまり言語活動（とくに命令を含むもの）は「話す行為」と「話しかけられる行為」の結びついたもので，これもまた命令と服従と同じように，双方向的な複式相互行為なのである。

社会的感情論をまとめる

　ここまで紹介した社会的感情論を要約してみたい。人間は社会によって形成される存在であるが，それは，もとをたどれば，命令と服従がもとになった（各自の）言語体系の中にいわば放り込まれることで発達する。そこには直接的な命令から，要求や祈りや記憶や教育までもが含まれる。ジャネは「記憶とはそこに居ない人たちに下す命令であり，それから後にはじめて，そこに居ない者によって下される命令となったものである」（文献8: 邦訳 p.448）と述べた。

　この延長でさらに，首長（リーダー）か臣下（従者）かのさらに複雑な分化を遂げていくことになる。こうした中で人は，話し＝話されるという相互行為を繰り返して内面化し，周囲の「隣人（仲間）」との模倣や協働や援助を通して，さらに社会性を洗練していく。これに伴って個別化した知

性や個性や人格を発展させることになる。幻覚や妄想も，この日常的な感情と地続きの「信念」との関連で考えられていく。「信念とは何よりも言語の一形態であり，特殊な話し方なのである」（文献24: p.141）という晩年の信念論へと合流していく。こうして幻覚や妄想の背後にあってそれらに先立って作動しているはずの感情があることを認めることの重要性を説いた（文献23: 邦訳 p.9）のである。

　以降，さらに大鉈を振るって，ジャネの社会的感情論を（ジャネが決して言及しなかった用語である）「統合失調症」の議論へと拡大してみたい。ジャネの視点によると，命令＝服従を基礎とする言語体系，その話す＝話されるという相互行為の中で人々は日々生きていくことになるが，やがてきわめて複雑で難度の高い社会的感情能力が試される場面に遭遇することになる。それが性愛や競争という領域である。ここでは先に紹介したさまざまな感情調整機能のすべてを動員しても十分対処できない，複雑で困難な，つまり膨大な心的エネルギーを消尽する局面が待ち受けていることになる。ある者はそれに恐れをなして後退し，ある者は失敗・挫折し，またある者は成功して達成感を得て，さらのその可能性を伸ばそうと試みる。こうした難関に際して，その複雑さに触れ，心理的緊張や心理的力の平衡を失って，失調をきたし，根底的な気後れや怖れや敗北感を抱いて，錯誤や錯覚，幻覚等に傾斜することになる。統合失調症の始まりには，命令と服従という目に見えないルールに貫かれた言語や社会的調整にどこかで深く触れ，恐れ，つまずいた者の抱く深い信念の動揺が関与していることをジャネは示しているように思う。

カネッティの『群衆と権力』

　さて，ジャネが提示する言語理論から統合失調症へと視点を進める時に，参考になるのが，エリアス・カネッティ（Elias Canetti: 1905-1994）の『群衆と権力』(2)（1960）であろう。本書は，人間を「群れ Meute」や「群衆

Masse」という視点から捉え，そこから死と変身，暴力と命令，支配を論じ，「権力 Macht」とは何かを問おうとする著作で，1981年ノーベル文学賞を受賞した。とくに「命令」と「変身」の章では，主要な精神疾患（統合失調症，ヒステリー，パラノイア，躁うつ病）を精神医学とはまったく別の角度から見直す刺激的議論が展開される。

　本書における基礎にも，「命令 Befehl」と「棘 Stachel」をめぐる以下のような視点が据えられている。カネッティによれば，あらゆる命令は，言葉よりも古く，逃走命令由来のものである。つまりもとをたどれば，これは2種の異種動物間の威嚇（脅し）なのである（文献2: 邦訳下巻 pp.37-41）という，ジャネの言語論と類似の視点から示される。「命令」とは「勢力 Antrieb」と「棘」から成立している（同 p.41）。つまり遂行されるべき，行動に駆り立てるものと，内面に刺す棘である。

　なかでも「拒絶症と統合失調症」の章では，統合失調症者の孤高性・接触欠落性と被影響的暗示奴隷根性（Suggestionssklaverei）の同居（同 p.68）や，統合失調症患者は「群衆から切りとられた一断片」である（同 p.69）という指摘，さらにそこから，孤高なはずの彼らの想像世界にあらゆる種類の群衆が千姿万態をなして現れる（幻聴の複数性等）等の現象が論じられている。なお，「自分の身体の中にあらゆる人間がいる」という者，「72万9000人の娘たちの声を聴く」者，「全人類のささやく声を聴く」者，先の「暗示奴隷根性」等はすべてクレペリンの教科書から引用された事例である。

　群衆の一員のように振る舞う統合失調症の患者と勤務中の兵士の外面的類似性に続けてカネッティはこう記している。「さまざまな命令の棘を刺しこまれ，それらの棘のために窒息しそうな統合失調症患者以上に，群衆を必要としている人間はいない。かれは群衆を外部に見出すことができないのであり，したがってかれは自分の内部の群衆に身を委ねる」（同 p.71）。

　命令が，目に見えぬ形で想像の世界にまで深く内面化され，行動や存在のすべてを支配していく有様が，統合失調症における群衆と権力として描き出されている。

症例マドレーヌ

　最後にジャネの症例を見たい。『苦悶から恍惚へ』[20]のマドレーヌ（Madeleine）である。こうした領域こそが彼の全著作を貫く，具体的事例を積み重ねていく核心的方法と思われる。ジャネは精神衰弱 psychasthénie という用語を使用するが，マドレーヌは今日の診断的視点からいえば，統合失調症としてよい症例であろう。

　マドレーヌは，今日実名（Pauline Lair Lamotte: 1853-1918）もその生活史も，その容姿も詳細に明らかになっている女性である[32]。幼少時より歩行障害があり，病弱で小心な，やさしい性格の子どもであったという。すでに5歳の頃から他者の痛みに苦しまなければならないという声が聞こえはじめ，11歳頃から強迫観念，周期的抑うつ，無動状態が現れている。同時に宗教的な読書も重ね，内省的で敬虔な女性として成長している。

　一切所有物を持たない清貧生活に憧れ，17歳で家を飛び出したこの女性は，一旦は国外に渡ったものの，家人に内緒でパリに行き「最も貧しい地区の一画で労働者の生活」を送ろうとする。それは普仏戦争に敗れ，パリコミューンへと続くフランスの動乱期であった。23歳の時から，路上生活に入り，浮浪罪や，犯罪の陰謀の情報を記した警視総監宛ての投書等によって，逮捕され，名前も偽ったため何度か投獄されている。この時使った偽名の1つがマドレーヌ・ルブックという（Lebouc, 犠牲のヤギ bouc をとり入れた）名前であり，ここからジャネの症例の名前になっている。

　こうした浮浪生活を送った末に1892年のクリスマスの夜に両足の拘縮が出現する。来歴を隠したためいくつかの病院をたらいまわしになり，1896年5月10日サルペトリエール病院でジャネに出会っている。独特な爪先立った歩行と，下肢の拘縮，磔刑の姿勢のまま眠る十字架への固着観念，キリスト昇天への思い，下肢に出現する聖痕の出現等が観察され，写真として残っている。

　ジャネはこれまでの生活史や家族について丹念に聞き出し，その後本人

に日記や手紙を書くことを薦めた。結局 40 歳から 47 歳までの 7 年間弱（その間に退院や再入院もあったが）の入院を経て，1904 年（51 歳），24 年ぶりに家族のもとに帰還した女性である。その後も，1918 年に 64 歳で亡くなるまで手紙のやりとりが続いている。

　この事例の示す，宗教的な信念と，おそらく背景にある実際の神経疾患（脊髄空洞症），さらにはいくつかの「精神衰弱」レベルの症状の混淆した状態を 20 年あまり追跡したジャネは，単一の疾患や症状論にはおさまらないマドレーヌの状態の推移や変化を，「誘惑」「枯渇」「苦悶」「恍惚（慰安）」そして「均衡」状態としてまとめている。そしてそれぞれの状態を理解するためには，明確な輪郭のある疾病や症状によってではなく，捉えがたい状態と，さまざまな信念をつなぐ，その基底の，疲労，悲しみ，喜び等の感情を理解する必要があるとジャネは考えたのである。

おわりに

　統合失調症は，1908 年の命名から 100 年を経て，ゆっくりと変貌を遂げている。かつては統合失調症こそが精神医学が挑戦するべき巨峰として屹立していた時期があった。そこに挑むにはハードな診断的枠組みが必要となった。しかし現在，統合失調症の全体像は変容し，一連のスペクトラムをもつ山塊の一部のようなものと考えられるようになり，その「軽症化」が指摘されている。そういう時こそ，もう少しゆるやかな，感情に焦点を当てる，本章で紹介したジャネの社会的感情論のようなものが臨床的ヒントを与えてくれると思われる。

　近年，生物学的な事象と社会的な文脈を結びつけるいくつかの試みがなされている。たとえば，いずれも人類学者の提起であるが，"biosociality"[34]（Rabinow），"local biology"[27]（Lock）や "inner sense cultivation" や "spiritual kindling"[28][30]（Luhrmann）等が思い浮かぶ。ロックによる日本の昭和一桁生まれの女性の更年期研究などは，この語がまさに当てはまるすぐれた民族誌

であるし，あるいは米国のキリスト教福音主義の信徒が，神の声を聴くにいたる経過や機制を追いながら，ラーマンが内的感覚の陶冶や霊的キンドリングであるとまとめるのも理解できる。

しかしジャネが妄想について語ったように，「（それは）器質性の現象である，あるいは未知の器質性異常の感覚である，などと直線的に結びつけようとするのではなく，中間的介在的な現象つまり感情 sentiments を通して考察するほうが，野心的ではないにしても，より実際的であろう」（文献23: 邦訳p.8）という控えめな提案は，ここでも有効であるように思われる。

またジャネのミクロの相互行為的視点を積み上げる記述は，大きな見出しで呼ぶことは難しいが，実践的・臨床的視点を刺激するものである。それは個人症候群へと絶えず還流する対人理論を基礎にしているからであろう。

最後になるが，私たちの日常を覆う法律や規律，日々メディアで流されるさまざまな言説，公共交通機関を利用すれば延々と聞こえてくるお願いや禁止，そして肯定的・否定的を問わぬさまざまな助言や教育。これらの核心には，命令と服従が含まれ，それはさまざまな感情を形成し，時に私たちの中に見えない棘となって残り，その一部はやがて現実を蝕んでいく症状へと発展していくものなのかもしれない。ジャネの社会的感情論は，医療や教育機関では決して教えることのない，従来の登攀ルートとは異なる統合失調症への問いにつながる，こうした側面を照らし出すのではないだろうか。

［文 献］

(1) Baldwin, J.M.: *Social and Ethical Interpretations in Mental Development: A Study in Social Psychology.* Macmillan, 1897.

(2) Canetti, E.: *Masse und Macht.* Claassen Verlag, 1960.（岩田行一訳『群衆と権力（上・下）』法政大学出版局, 1971）

(3) Delille, E., Kirsch, M.: Natural or interactive kinds? Les maladies mentales transitoires dans les cours de Ian Hacking au Collège de France (2000-2006). *Rev Synth* 137: 87-115, 2016.

(4) 江口重幸「文化と統合失調症」『精神科治療学』33 巻，193-198 頁，2018 年

(5) 江口重幸「『大きな物語の終焉』以降の精神医学・医療の現在」『臨床心理学』17 巻，267-272 頁，2017 年（『病いは物語である―文化精神医学という問い』金剛出版，9-18 頁，2019 年所収）

(6) 江口重幸「統合失調症の『変容』― Georges Devereux を再読する」『こころと文化』20 巻，41-50 頁，2021 年

(7) 江口重幸「統合失調症―文化精神医学からの一視点」『精神神経学雑誌』123 巻，583-591 頁，2021 年

(8) Ellenberger, H.F.: *The Discovery of the Unconscious: The History and Evolution of Dynamic Psychiatry.* Basic Books, 1970.（木村敏，中井久夫監訳『無意識の発見―力動精神医学発達史（上）』）弘文堂，1980 年

(9) Guillaume, P.: *L'imitation chez l'enfant: étude psychologique.* Félix Alcan, 1925.

(10) Goffman, E.: *Asylums: Essays on the Social Situation of Mental Patients and Other Inmates.* Anchor Books, 1961.（石黒毅訳『アサイラム―施設被収容者の日常世界』誠信書房，1984 年）

(11) Hacking, I.: Madness: Biological or constructed? In: Hacking, I.: *The Social Construction of What?* pp.100-124, Harvard University Press, 1999.（出口康夫，久米暁訳「狂気―生物学的かあるいは構成されるのか」『何が社会的に構成されるのか』231-272 頁，岩波書店，2006 年）

(12) Hacking, I.: Making up people. In: Hacking I.: *Historical Ontology.* pp.99-114, Harvard University Press, 2002.（渡辺一弘訳「人々を作り上げる」出口康夫，大西琢朗，渡辺一弘訳『知の歴史学』209-235 頁，岩波書店，2012 年）

(13) Hacking, I.: Between Michel Foucault and Erving Goffman: Between discourse in the abstract and face-to-face interaction. *Economy and Society* 33: 277-302, 2004.

(14) Hacking, I.: Pathological withdrawal of refugee children seeking asylum in Sweden. *Stud Hist Philos Biol Biomed Sci* 41: 309-317, 2010.

(15) 今村新吉「ピエール・ジヤネー氏の最近の精神病理學研究」『精神病理学論稿』107-141 頁，弘文堂，1948 年

(16) Janet, P.: L'anesthésie systématisée et la dissociation des phénomènes psychologiques. *Revue Philosophique de la France et de l'Étranger* 23: 449-472, 1887.（松本雅彦訳「リュシーの再発」『解離の病歴』143-180 頁，みすず書房，2011 年）

(17) Janet, P.: *L'automatisme psychologique.* Félix Alcan, 1889.（松本雅彦訳『心理学的自動症―人間行動の低次の諸形式に関する実験心理学試論』みすず書房，2013 年）

(18) Janet, P.: *Les médications psychologiques.* Félix Alcan, 1919.

(19) Janet, P.: *L'amour et la haine: leçons au Collège de France 1924-1925.* L'Harmattan, 2005.

(20) Janet, P.: *De l'angoisse à l'extase: études sur les croyances et les sentiments.* tome I,

II, Félix Alcan, 1926, 1928.（I 巻第一部：松本雅彦訳『症例マドレーヌ―苦悶から
恍惚へ』みすず書房，2007 年）

(21) Janet, P.: *L'évolution de la mémoire et de la notion du temps*. Chahine, 1928.

(22) Janet, P.: *L'évolution psychologique de la personnalité*. Maloine, 1929.（関計夫訳『人
格の心理的発達』慶応通信，1955 年）

(23) Janet, P.: Les sentiments dans le délire de persécution. *Journal de psychologie* 29:
161-195; 196-240; 401-460, 1932.（松本雅彦訳『被害妄想―その背景の諸感情』みす
ず書房，2010 年）

(24) Janet, P.: *Leçons au Collège de France (1895-1934)*. L'Harmattan, 2004.

(25) Janet, P.: *Les forms de la croyance*. Les Belles Lettres, 2021.

(26) LeBlanc, A.: The origins of the concept of dissociation: Paul Janet, his nephew
Pierre, and the problem of post-hypnotic suggestion. *History of Science* 39: 57-69,
2001.

(27) Lock, M.M.: *Encounters with Aging: Mythologies of Menopause in Japan and North
America*. University of California Press, 1993.（江口重幸，山村宜子，北中淳子共訳
『更年期―日本女性が語るローカル・バイオロジー』みすず書房，2005 年）

(28) Luhrmann, T.M.: *When God talks back: Understanding the American Evangelical
Relationship with God*. Knopf, 2012.

(29) Luhrmann, T.M.: Introduction. In: Luhrmann, T.M., Marrow, J. (eds.): *Our Most
Troubling Madness: Case Studies in Schizophrenia Across Cultures*. pp.1-26,
University of California Press, 2016.

(30) Luhrmann, T.M.: *How God Becomes Real: Kindling the Presence of Invisible
Others*. Princeton University Press, 2020.

(31) Madsen, O.J., Servan, J., Øyen, S.A.: 'I am a philosopher of the particular case': An
interview with the 2009 Holberg prizewinner Ian Hacking. *History of Human
Sciences* 26: 32-51, 2013.

(32) Maître, J.: *Une inconnue célèbre: la Madeleine Lebouc de Janet*. Anthropos, 1993.

(33) 中井久夫『治療文化論―精神医学的再構築の試み』岩波現代文庫，2001 年

(34) Rabinow, P.: Artificiality and enlightenment: From sociobiology to biosociality. In:
Rabinow, P.: *Essays on the anthropology of reason*. pp.91-111, Princeton University
Press, 1996.

(35) Spinoza, B.: *Ethica*. 1677.（畠中尚志訳『エチカ―倫理学 改版（上・下）』岩波文庫，
2011 年）

(36) 樽味伸「慢性期の病者の『素の時間』」『治療の聲』4 巻，41-50 頁，2002 年（『臨
床の記述と「義」―樽味伸論文集』23-42 頁，星和書店，2006 年所収）

第8章

一続きの「私」
── ある種の統合失調症的体験においてそれはどこで断片化するのか

Kanemoto Kosuke
兼本浩祐

はじめに

　統合失調症というのは common disease であって，糖尿病などの多くの
common disease がそうであるように幅広い病勢を示す。日常生活に何ら
問題のない場合から，家庭内での生活も困難となって長期入院に至る場合
まで，患者・家族にもたらす影響は事例によってまったく違うといってよ
い。したがって，長期間，共に時を過ごすという観点から何が問題になる
かも事例ごとに大きく異なっている。少なからぬ事例において，統合失調
症をもっていない知人や家族と共に過ごす以上の問題がない場合もあるが，
活発な病的体験（≒幻覚・妄想）が出現している間，友人や家族が少なか
らぬ負担を強いられることもある。嫉妬妄想や替え玉妄想が活発な場合に
は，家族や友人が身の危険を感ずることもありうるであろう。しかし，こ
うした病的体験は，てんかん性精神病やステロイド精神病などでも高い頻
度で生じ，むしろ病的体験をより明晰な言葉で報告することができるのは
そうした統合失調症ではない精神病のほうであることも知られている。統
合失調症による特徴的な病的体験については，もっとも緻密にその核心的
症候を捉えた先行研究の１つとして中安の初期統合失調症研究などを挙げ

ることができるが、本章では共に暮らしていく、あるいは長い時間を一緒に過ごすことを念頭に置いたとき、慢性期の活動性の統合失調症の一部において、「私」が断片化してしまうことが別の特徴的な問題になるのではないかという発想から論を組み立てることを試みた。統合失調症の一部の人において、個々の病的体験のエピソードよりも、一貫した「私」の存在が途切れ途切れになることがより大きな問題となる場合を体験することがあったからである。

　本章においては、まず、長期入院中の統合失調症のエピソード（エピソード１）をモデル・エピソードとして挙げ、対照とするエピソードとして、慢性のてんかん性精神病のエピソード（エピソード２）、アルツハイマー病のエピソード（エピソード３）、飼育員を嚙んだライオン「花子」のエピソード（エピソード４）を提示した。いずれも症例報告ではなく、本章での議論に際して具体的な事例を思い浮かべていただくために提示したケースヴィネットである。これらの事例の助けも借りて、「私」が連続すること、あるいは途切れ途切れになるとはどういうことかをまずは論じ、次に、「私」を一続きにつなぎとめる蝶番をイメージする手助けとして、生田の精神病理学的考察を中心に妄想論を展望した。そして最後に、「私」が断片化してしまっているように見える３つの病態、解離、変性疾患、一部の統合失調症体験を一続きの「私」という観点から簡潔に総括した。

エピソード提示

エピソード１　精神病院に長期入院中の慢性統合失調症

　筆者が20年近く、単科精神病院で担当していた統合失調症の女性がモデル・エピソードの提供者である。活発な幻覚妄想が50年にわたって続いている方で、「〇月×日に自分の保護者が迎えにくる（彼女の言う保護者とは外務省のSさんという架空の人であったり、「幻聴」のお兄ちゃんと呼ばれている人であったりいろいろであった）、そうしたら自分は退院して東京にある

大きな家で暮らすことが決まっている」あるいは「△月□日に自分は死ぬ。死んだときには自分が病院に預けてある何億円かのお金から，紅白まんじゅうを買って来賓の人に配ってほしい。A首相や天皇陛下も臨席される予定になっている。その準備のために■月▼日に天皇陛下が来ると言っているからそのときに外出許可を出してほしい」といった誇大的な確信を含む妄想が繰り返し訴えられた。当日になってももちろん指定された保護者あるいは天皇陛下は現れないため，「馬鹿にされた，もう二度と天皇陛下の言うことは信じない」などと怒り出して一時的に不穏になるといった状態がその後に続いた。

　最初の15年ほどの間は，主治医である筆者自身は一貫して妄想の局外にいて，一週間に彼女が書き溜めた手紙を読み上げるのを筆者は穏やかに傾聴していた。筆者との関係自体は淡白ではあるが友好的で，来訪を楽しみにされ，関係はずっと安定していた。しかし，ここ5年ほどは筆者自身も病的体験に巻き込まれる時期が周期的に出現するようになり，その期間中は激しく筆者を非難するようになった。最初のエピソード時の驚きは今も忘れることができない。その前の週まで通常通り友好的に彼女の話を傾聴し，特段の出来事は何もなかったにもかかわらず，その日に血相を変えて面接室に入ってきた彼女は，極めて硬い表情で「あなたがこんな人だとは思わなかった。もう二度と会いにこないでください」と一方的に宣言するなり，嵐のように出ていった。その後，2，3ヵ月，回診を拒否する状態が続いた後，風邪をひいた彼女の診察をしたのがきっかけで次第に軟化し，面談は許してくれるようになり，数ヵ月後には何事もなかったかのように穏やかなやりとりに戻った。しかしそれ以来，年に1，2度，こうした状態が突発的に出現するようになった。最初のエピソードのきっかけとして思い当たるのは，筆者がその前の面談のときに風邪をひいていて，咳き込まないようにと少し硬い表情で接してしまったといった，その関連性の当否が確実ではない漠然とした心当たりが後づけで思い浮かんだだけである。また，筆者に対して攻撃的な時期にも病棟での振る舞いがいつもよ

り攻撃的になるわけではなく，看護スタッフは面接室での豹変した彼女の状態をまったく知らないことが多かった。保護室管理を必要としたことは受け持っていた20年間で一度もなかった。

　比較的最近の非友好的状態時の彼女の言葉をいくつか紹介したい。ある面談で，この状態が始まるときにいつもそうであるように，脈絡なく唐突に「先生，今朝，どうやってここに来たんですか？」と硬く敵対的な表情で筆者に尋ねた彼女は，「先生は理事長にいくらもらってるんですか？のらりくらりとしているだけで何も私のためにしてくれない。私はこの病院に3億円は寄付しました。誤魔化してばっかりで結局は何もする気がないんでしょう」などと続けた。若干脈絡がわかりにくいものの，どうやら，病院の近くの特定の場所から特定の交通手段を使って筆者が出勤していて，それは理事長と筆者が結託している証拠だと確信しているようだった。その質問に対して筆者が，自分は今朝，地下鉄に乗って病院に来たことや，降車駅と自宅の最寄りの地下鉄駅名を具体的に伝えると，とても訝しげな表情で，まったく納得していない様子であった。実際には彼女の話は言葉ではまとめることが難しいほど入り組んでいて，その細部は面談ごとに毎回微妙に食い違っていたが，このエピソードのときにも特段の介入もなく数週間で彼女との関係は元の状態に戻り，再び，季節の挨拶や，歯科受診，体の不調への手当てなど，日常的な事柄をやりとりする間柄に戻った。

　ドーパミン遮断薬は，リスペリドン換算で6mg前後が出ており，過去，もっと多い量が投与されていた時期もあるが，症状はほとんど変わっていない。錐体外路症状はわずかに手の震えが出ている程度である。社会的状況からクロザピンの導入は困難で，過感受性精神病の可能性も考え，アリピプラゾールへの置換も試みたが，目立った症状の悪化も改善もなかった。[(2)]

エピソード2　側頭葉てんかんにおける慢性発作間欠期精神病

　30年以上筆者が受け持っている側頭葉てんかんの女性。もう20年以上，通りすがりの小学生や中学生が自分の悪口を言っていると訴え続けている。

てんかんの外科手術後の事例で，発作は完全には抑制されていないが，年に一度，意識が減損する発作があるかないかの状態で，てんかんとしては落ち着いている。年々，てんかんの勢いは改善していて，ここ数年は意識減損発作は起こっていない。

　結婚して一児があり，事務員としても勤務を続けているが，折に触れて，小中学生が自分の陰口を言っていると訴える。加えて，会社の人たちも陰で自分のことを悪く言っていると被害的になることがある。遠くの街から筆者のところに通ってこられているにもかかわらず，筆者の住む地域の駅ですれ違った小学生の集団が自分のことを変な目で見ていて，「あのおばはんは」と悪口を言っているのが聞こえたと訴えたり，あるいは症状が強いと，診察室の窓の外をたまたま通った中学生が「さっきこっちのほうを見上げて自分を睨みつけた」などと訴えることもあった。「有名人でもないあなたに，どうして小学生や中学生がそんなに特別な関心を抱くと思うんですか」といった反論を試みると，しばらくは考え込むものの，小学生や中学生が自分の悪口を言っているという結論は変わらなかった。それに加えて折に触れて特定の同僚がターゲットになり，その人が自分を嫌っていて，陰でずっと悪口を言い続けていると訴え，状態が悪化すると，先日その同僚が近くのスーパーまでつけてきたなどと主張することもあった。

　しかし，夫や子ども，それから筆者に対しては長きにわたって一度も妄想的になったことがなく，夫は妻の「小中学生が悪口を言っている」「職場の同僚が陰口を言っている」という執拗な訴えに辟易しながらも，休日にはよく一緒に旅行に行き，そこで撮った写真などを送ってこられ，現在までまずまず仲睦まじく暮らしておられる。おとなしい人柄で，苦手な同僚を嫌がりながらも，大きなトラブルにはなっていない。この方も，ドーパミン遮断剤はリスペリドン換算で6mg前後が処方されている。抗てんかん薬は肝酵素誘導作用のないものが用いられている。

エピソード3　アルツハイマー病における「妄想」

　30年ほど前に経験した事例。病棟で「ロミオとジュリエット」と呼ばれていたアルツハイマー病の70代後半の女性と，夜になるとその女性の病室がある窓のところへやってきて外から呼びかけるご主人がいた。当時，その病棟は2階建てであったが，女性の病室は1階にあった。それまで夫婦二人で暮らしていて親戚もなかったが，妻のアルツアイマー病のために二人での生活が破綻し，当時は介護サービスの手配も容易ではなく，入所先を探すまでの苦肉の策として病棟でお預かりしていた事例であった。当初は同じ病棟の別室で入院されていたのだが，夫婦で同じ病棟にいると喧嘩になったり，妻の扱いが悪いとご主人が何時間も看護スタッフに訴えたりでどうにもならず，病棟を分けることになった。しかしご主人は夜な夜な当時のセキュリティの甘い病棟を抜け出しては，妻の病室の窓辺の外から「きみこ〜，きみこ〜」（これは仮名）と呼びかけ，女性のほうも窓から身を乗り出して「たける〜，たける〜」（同じく仮名）と応じて，他の入院患者の迷惑になって苦慮するといった具合であった。当時，女性のほうは，5分前のことも宣言的記憶としては思い出せない状態であった。

　ある日の朝7時半頃，私がいつものように回診に行くと，何事もなく穏やかに会話してお別れしたものの，午前10時頃に，興奮して不穏になっているという看護スタッフの知らせを聞いて，再度訪室した。そうしたところ，「先生，さっき，白い服を着た牛乳屋の若い男がやってきたんです。もう何度もやってきて私を誘惑してきます。私は夫がある身ですから，困るんです。もう来ないようにどうにかしてほしい」と興奮気味に早口かつ大声で訴えられた。当時，男性の看護スタッフはその病棟にはいなかったので，白い服を着た牛乳屋の男性とは毎朝回診する筆者についての錯記憶だと推察された。「大丈夫です。牛乳屋の男はもう来ないように手配しますね」と言うと，とりあえずは安心された。

エピソード4　飼育員を噛んだライオンの花子

　これはずいぶん前に新聞で読んだ，飼育員を噛んだライオンのエピソードを改変したもので，他のところでも何回か取り上げたエピソードである（ライオンの名前は仮に「花子」としておく）。飼育員の恭子さん（これも仮名）は，花子が生まれてから，すでに5年以上も大事に飼育をしていて，ミルクをなかなか飲めずに大きくならなかった花子の命を救ったのは恭子さんの献身的な飼育であるともいえた。花子も恭子さんにはよく懐いていて，他の職員に対しては威嚇をするときも恭子さんが呼ぶと餌をもらいにやってくるなど，恭子さんをそれと認識しているのは間違いないようであった。しかしあるときに，突然，恭子さんは花子に噛みつかれ重傷を負うことになる。後から事情聴取をすると，たしかに恭子さんはそのとき，通常の食餌プロトコールを厳密には守っていなかったことが判明したが，それまでも同様のことは何度もあり，問題は起きていなかった。

人間において「私」が連続するとはどういうことか

　「私」が一続きのものになることを担保する可能的な基盤として，とりあえずは3つの候補を挙げて考えてみたい。1つ目はエピソード記憶，2つ目はより原始的な生物学的慣性 biological inertia，3つ目は外的世界との知的接続性である。上に挙げたエピソード1，エピソード3，エピソード4を適宜参照しつつ論ずることとする。

エピソード記憶

　図8-1は，アンリ・エイの意識論を図解したものであるが，たとえばせん妄などで障害されるのは「今，ここ」での意識（意識野 actualité とエイは呼んでいる）で，認知症や統合失調症の慢性期で障害されるのは，この意識野を過去から未来を貫いて接続する自己意識 conscience de moi であるというのがそのおおまかな建付けである。単純に考えると，たとえば，

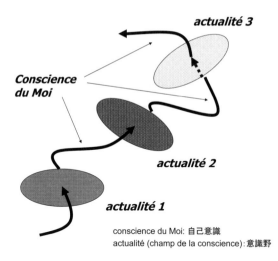

conscience du Moi: 自己意識
actualité (champ de la conscience): 意識野

図 8-1 アンリ・エイの意識論

エピソード 3 のアルツハイマー病の事例では，「筆者が 7 時半に回診した状況」（意識野 1）と「10 時に筆者のことを牛乳屋だと思い込んでいる状況」（意識野 2）とは，断絶とはいわないまでもきちんと接続されておらず，意識野と意識野の間の縦線がつながっていないことが「自己意識」の障害であるというような読み方も可能であろう。つまり，エピソード記憶によって瞬間瞬間の意識野のそれぞれに日時のタグづけがされることこそが，「私」が一続きであるための必要十分条件なのではないかという発想がここからは出てくる（エイの意識論は実際にはそれほど単純ではないが）。

　たとえば，てんかんの外科手術の黎明期に，側頭葉てんかんに対する外科手術で，健側の海馬を誤って切られてしまったことで，他の認知機能がまったく損なわれずにエピソード記憶のみが単独で障害される事例が，有名な 27 歳の男性患者 HM を筆頭にシリーズで報告されている[4][5]。こうした事例においては，エピソード記憶の新たな形成がほぼ途絶した状態であっても，「今，ここで」での関係性において，対面する相手との「今，ここで」のやりとりの場面ではまったく普通に振る舞えることが繰り返し観察され，

さまざまな検査によって，記憶形成は，失語や失行などと同様に，単独で障害されうる局在徴候（巣症状）であることが明確に示されている。たとえば，映画『50回目のファーストキス』（2004年にアメリカで公開，長澤まさみ主演で2018年に日本でもリメイク）を思い起こしてもらうとその具体的なイメージとしてはよいだろうか。日本版リメイクでは，一日ごとにすべての記憶を失くしてしまう女性・瑠衣に恋した大輔が，何回も初デートをやり直すというストーリーであるが，これをある種の思考実験と考えた場合，瑠衣という女性が一続きの人格であることに関しては，エピソード記憶のその都度の消失にもかかわらず，まったく違和感は生じてこない。エピソード3の女性も，状況を考えず，その場でお話ししている限りは，牛乳屋の若い男性が実際に彼女を誘惑していないとは断定できない状況である。

　しかし，前向性健忘の場合はそうだとしても，器質性の逆行性健忘の場合はどうだろうか。側頭葉てんかんの健側手術例では，手術前の過去のエピソード記憶は失われていないし，『50回目のファーストキス』でも事故前の記憶は保たれている。たとえば自分の子どもや配偶者が誰かも曖昧になってしまうアルツハイマー病の進行した状態では，「私」の「私」性は大きく揺らいでいるように見える。新しい何かの出来事や人を記憶するということは限定的なエピソード記憶の問題でありえても，自分の家族や職歴などの過去のエピソード記憶はもっと広範にシナプス網に絡み合っていて，次に問題にする生物学的慣性の障害を伴わずにはそうした古い遠隔記憶の障害は起こりえないとここでは考えておきたい。つまり，自分のアイデンティティにかかわるような遠隔記憶（自分の名前，父母きょうだい，出生地）は，エピソード記憶単独の障害という局在的な機能障害として限定的に生ずることはできず，生物学的慣性の広範な障害を伴うのではないかということである。実際にアルツハイマー病では，たとえば犬も猫も動物と言ってしまうような形で，より緩くしか類を括ることができなくなることが知られている。[6]

生物学的慣性 biological inertia

　ここで生物学的慣性とは，意識のある動物におけるシナプス荷重の変化の総体といったことを含意するものである。すなわち，それまでのさまざまな場面における経験を通して，その都度変更されたシナプス荷重の変化の総体が，たとえば「イチゴは甘いから取れ」（イチゴ⇒TAKE），「犬は怖いから逃げろ」（犬⇒RUN AWAY）といった行動と紐づけられるのであって，その後，たとえば何ともいえず酸っぱい例外イチゴばかりに出会えば，次第にこのシナプス荷重は変更されて「イチゴは捨てろ」に変更される可能性はあるものの，甘いイチゴを食べた状況に対応する意識野と酸っぱいイチゴを食べたときの状況に対応する意識野は直接接続されるわけではなくて，シナプス荷重の変化という生物学的慣性を媒介として，間接的に紐づけられるに過ぎないと考えるわけである。後述するエーデルマン的意識論の建付けからいえば，特定の状況において生じた表象と別の状況で生じた表象とは，デフォルトでは直接的な連続性はないことが強調されている。[(7)]

　ここでいう生物学的慣性は，ヘブの学習則にその基盤があると想定されるような基体である。つまりニューロンの発火が繰り返し起こると，通電されたシナプスの伝導率が増大し（フロイトなどはこの伝導率のことを「透過性」と呼んでいたが），条件反射が成立するという機構を，記憶の物理的基盤と考えるものである。このようにして集積された記憶は，「今，ここ」での体験によって絶えず更新されるものの，集積されて変更されない部分のほうが特定の瞬間においては圧倒的に多いことから考えれば，その都度の修正は，全体のボリュームからすれば極めて小さなものにとどまることになる。これが生物学的慣性である。アルツハイマー病での逆行性健忘においては，生物学的慣性の基体となるシナプス伝導率の集積が無効化されることで，この生物学的慣性が揺らぐことになる。生物学的慣性は，「私」が一続きであるための前提であるから，一続きの「私」性も生物学的慣性が担保されないほどに障害されると必然的に揺らいでしまうことになる。

　エピソード4のライオンの花子は，生物学的慣性のみによって支えられ

た一貫性の特性を，次の外的世界との知的連続性を支えとする関係と対比するために提示したものである。生物学的慣性とは，最も単純化した形ではヘブの学習則によって蓄積された感覚運動反射の集合体と考えることができるが，鳥類・哺乳類以降の意識を装備としてもつ動物においては，たとえばクラゲの感覚運動反射や私たちの脊髄反射などとは異なって，特定の刺激に対して，どのシナプス網が活性化されるのかが一義的に決定されないという特性がある。それまでの学習によって，たとえばライオンの花子は飼育員の恭子さんに出会うと，おおよそ好ましい表象を活性化するが，あくまでも恭子さんは特定の状況に埋め込まれた1つの要素であって，花子を取り巻く外的環境や花子の空腹・生理・年齢といった内的環境の変動によって常に一定の仕方でブレながら一期一会的にその時その場で即興的に創造されるのが花子にとっての恭子さんである。恭子さんと出会うことで活性化されるシナプス網は，メジアン（中央値）としてはおおよそ一貫しているものの，確率的なブレを伴っていて，まったく同じものの反復ではありえない。そのなかには外れ値が生ずる可能性が小さくても含まれているのであって，この外れ値状況において，恭子さんは「敵」あるいは「食べ物」として花子の前に現れてしまうポテンシャルが，生物学的慣性にはそもそもの性質として備わっている。

　生物学的慣性が保たれていることは，我々の一続きの「私」が成立するための必要条件ではあるが，人としての「私」が一続きであるための十分条件ではない。

外的世界との知的連続性

　外的世界との知的接続性には言語の存在が前提となる。あるいは言語そのものというより，「言語的に分節化された世界に登録されていること」という表現がより正確かもしれない。たとえば分析哲学における議論は，我々がすでに言語によって分節化された世界に登録済みであることが前提となっている。パットナムの「赤面していうけれど，私には，楡とブナの

区別がつかない」という有名な一節が明確に示唆しているように[8]，それなりの手続きと議論を経て楡とブナが世界において分節化され登録されているのであれば，特定の個人（パットナム）が楡とブナを区別することができなくても楡とブナには区別があるのだというのが，分析哲学における外在主義の前提となっている。

　慢性統合失調症のエピソード1では，エピソード記憶も保たれており，さらに生物学的慣性も障害されていない。しかし，わずかのきっかけで内的な連想に引きずられて対面する相手への振る舞いをがらりと変えてしまうのは，生物学的慣性における確率的なブレがむき出しになっているのではないかというのが本章での解釈である。しかしライオンの花子では，飼育員の恭子さんに噛みつくといった行為はあくまでも例外的な外れ値であって，生物学的慣性の確率的なブレは基本的には一定のメジアンを示すのに対して，人間において生物学的な慣性がむき出しになってしまった場合には，言語的に分節化された世界へといったん登録されてしまっていることによって，一個の確率的な外れ値の出現が，言語的構えの歯止めのない作動と結びついて般化を起こしてしまうように見える。てんかん性精神病でのエピソード2のように，妄想自体には，こうした生物学的慣性をむき出しにする作用はないと考えられる。

「私」が一続きであるとは世界に留め金をかけられてあることである

　「私」が一続きであるとはどのようなことかを議論する前提として，生物学的な意識をどのようなものとしてイメージしておくかは大きな分かれ目になる。なぜかといえば，生物学的意識を，それ自体で連続している存在だと仮定した場合，デフォルトとしてはばらけてしまっているものを一続きにする機構はどのようなものかという本章での問いかけそのものが無効になるからである。先に論じた生物学的慣性は記憶とほぼ等価であるが，鳥類・哺乳類が標準的に備えている装置としての意識という文脈では，記憶と意識は一対のセットとして論じなければならない。ベルクソンの有名

な言葉に「記憶は脳のなかにはない」というものがあるが[9]，本章はこの言葉をエーデルマンの remembered presence に重ね合わせて理解している[10]。もう少し補足するなら，「記憶は（取り出されるときのような形では）脳のなかにはない」と言い換えることができる。絶えず新たな体験によって更新されるとはいえ，特定の時点でのシナプス網を構成するシナプスそのものの透過性（伝導率）は理論的には物理的に固定できる一定の値をとっているはずである。そうなると，一見，これが記憶と等価であって，そうであれば脳のなかに記憶をたとえ一瞬であっても固定可能であるかのように思えるが，シナプス網のそれぞれの伝導率は潜在的にそこで固定されうるポテンシャルをもってはいても，いまだ実勢化されていない。これが実勢化された場合，記憶は現実化される（意識化される）ことになるが，先ほど触れたように，これは外的・内的環境との関数として一期一会的にその時その場でのみ生ずる即興的形成物であって，同じ対象に出会ったとしても（たとえば花子にとっての恭子さん），常に前の時点とはわずかではあってもずれた形でしか再現されえない。つまり，記憶は思い出されたときに，近似はしていても微妙に異なったシナプス網の活性化によって新たに切り出されるのであって，脳のなかにあらかじめ特定の表象に対応する固定されたシナプス網として存在しているわけではないという点が重要である。

　こうした一期一会的でその都度即興的に生成される生物学的意識あるいは動物的表象に，ピンポイントな同一性を与えるのが言葉である。母親あるいは母親的な存在とともに行う共同指差しによって，社会的に（あるいは知的に）留め金をかけて括られることで，デフォルトではその都度微妙に揺らいでいる1つひとつの生物学的表象が単一のものとして揺らがないように歯止めをかけられる。つまり，エピソード記憶によってタグがついていなくても，意識野が展開されれば，言葉の世界に登録されている大人の人間であれば，すでに世界によってその意識野は留め金をかけられていて，外れ値を確率的な仕方で現勢化しないようになっているのだととりあえずは想定しておきたい。一次的な意味で「私」が一続きであるとは，過

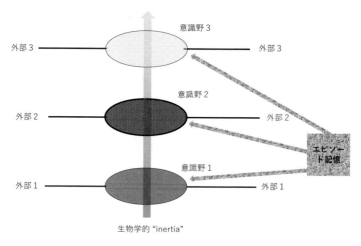

図 8-2　世界との知的連続性と「私」

去から未来へ向けて一種のフィクションとして物語られている私の個人史
のことではなくて，世界との知的連続性へとつなぎ留められてあることの
うちにあるということを示したのが図 8-2 である。

妄想論

　一続きの「私」という観点から慢性統合失調症の特性を論じようとする
本章において，一見それとは無関係な妄想論に触れるのはなぜかといえば，
エピソード 1 のような状況において，一続きの「私」が断片化しているよ
うに見えるのは，前節で論じたように，外的世界との知的連続性の問題だ
と考えているからである。そしてここでいう外的世界との知的連続性とは，
ヤスパースの了解の問題，あるいはそれをより狭く限定したシュナイダー
や古茶の「生活発展の意味連続性」ときわめて近縁の問題系と考えている
からである。⁽¹¹⁾
　ヤスパースの了解は，教科書的には発生的了解と静的了解に分けられ，
前者を感情移入に，後者を共感に紐づけておくと考えやすい。感情移入と

いう用語も共感という用語もどちらもが「気持ち」というあやふやな主観性に基づくもののように見えるが，感情移入は，シュナイダーやキスカーが意味法則性 Sinngesetzlichkeit とより厳密に定義した基盤へとつながっていくものであって，古茶が「生活発展の意味連続性」と言い換えている⁽¹²⁾⁽¹³⁾のは，これをさらに明確化したものである。しかし，注目すべきなのは，この意味法則性が，図3-2に倣っていうのであれば，エイが自己意識の条件と考えた過去から未来をつなぐ「私」の縦の連続性ではなくて，むしろ，横の，世界によってつなぎ留められてあることとしての「私」の連続性であるという点であろう。

　本邦におけるもっとも優れた妄想論の1つに生田の論文がある[14]。生田も指摘しているように，近年の妄想論は，ヤスパースが指摘した妄想の3つの特性，「訂正不能性 Unkorrigierbarkeit」「主観的確信 Subjektive Gewißheit」「内容の不可能性 Unmöglichkeit des Inhaltes」から出発するのが典型である[15]。最初の2つは，宗教的確信や過激な政治思想にも一般的にみられることから，とくに決定的なのは第3項の内容の不可能性ということになる。これをより精密に定義し直した試みとして生田はシュピッツァーを取り上げているが，シュピッツァーは，妄想とそうでない考えの違いを，「（痛みや感情など）心の領域にはない，（外的世界の）事物，出来事，人物といった事項について，主観的に確信し，訂正ができない（daß er subjektiv gewiß und unkorrigierbar über Sachwehalte spricht, die nichit im Bereich seiner mentalen Zustände liegen: Dinge, Ereignisse, andere Personen）」ことと再定義した[16]。シュピツアーは妄想の第3項を，論理的な不整合や心理的な問題ではなく，認識論の問題へと持ち込んだことが画期的であったと生田は総括している。しかし，たとえば美醜の判断といった主観的な領域では妄想は生じないのかという反論もありうるだろう。醜貌恐怖によって際限なく手術を繰り返す人の一部は間違いなく妄想を抱いているように思われる。シュピッツァーが主観的な確信を抱いても妄想には当たらない例として挙げている痛みについても，セネストパチーのある種の訴えとし

ての痛みは，他の妄想と少なくともその訴えの構造において違いはないようにも思える。結局，生田が結論しているように，蝶番として常識命題といった一種の外在主義に頼る以外，妄想の定義は可能とはならないように思われる。

　蝶番としての常識命題とは何か。その例として生田は，「私には両手がある」「私は人間である」「私の生まれるはるか前から地球は存在した」などを挙げている。常識命題というのは，こういった一般的に私たちの大部分が当然のこととして生活しており，それなしでは生活が成り立たなくなってしまうような前提であって，分析哲学の系譜に属するムーアが「常識の擁護」という形で主張している。[17]レストランの料理には疑う特段の理由がなければ毒は入っていない，自宅の壁には普通は盗聴器は仕掛けられていないといったこともそれに当たるであろう。こうした無数の常識命題こそが，特定の共同体における生活を可能としていることは間違いない。これは意識 con-scio という言葉のデカルト以前の使われ方と見事な相即をみせている。デカルト以前においては，意識 con-scio とは文字通り「共に知ること」，すなわち，複数の人が一致してそうだと認めたという証言の信憑性を示す裁判用語であった。[18]シュピッツァーによる認識論的水準の混同を妄想の一次的な基盤と考えた主張は，意識に直接与えられた直観（たとえば私の体の痛み，あるいは私が今考えていること）の疑い難さから出発するデカルト以降の展開を前提しなくては成立しない（つまりギリシア・ローマ的認識においては成立しない）。外的世界への知的連続性と私たちが呼んだのは，生田のいう蝶番としての常識命題と重なり合う。

　特定の共同体において，私がそれを知っているか否かにかかわらず，常識命題は外在的に存在していることから，パットナムの楡とブナの喩えはここでも支持されることになる。そしてこの方向性は，最も極端には植野がその妄想論を展開するうえで援用しているノージックのように，一定の命題が外的世界をどの程度予測することができるかを問題とするトラッキング説とごく近い関係にある。[19]シュナイダーの意味法則性とは，突き詰め

れば，常識命題が蝶番として機能していることと言いかえることも可能だからである。

　私たちを世界につなぎ留め，一続きにしているものが，蝶番として常識命題が機能していることだとすると，同じく蝶番としての常識命令が十全には機能しなくなっていると考えられるエピソード1とエピソード2はどこが異なっているのだろうか。妄想は活発に出現しているものの，てんかん性精神病の場合には，「私」の一続きさ自体は保たれているように思えるのに対して，慢性統合失調症のエピソード1では，「私」はある種の断片化をきたしているように思われる。エピソード2では，生田がいうように，その常識命題は，共同体の本来の常識命題（a）とは似て非なるプライベートで本人固有の常識命題（a'）に置き換えられていることが問題である。しかし，a'はaと同じように世界を読み解く蝶番としては機能することができる。それに対して，エピソード1では，同じものが同じものとして括られていることを前提とした蝶番を成り立たせる建付けそのものに問題が生じていると考えられる。

　オープンダイアローグ[20]や生活臨床の特性の1つが，意識のデカルト以前的意味[21]，「共に知る」を目指すことであると考えると，そもそも外部との知的連続性において揺らいでいるエピソード1のような事例において，その手法が場合によっては根治的に作用するポテンシャルを秘めていると考えるのも理屈のうえからは否定できないということになるのかもしれない。

まとめに代えて──「私」はさまざまに一続きではなくなる

　図8-3は，クラゲ的な感覚運動反射から，哺乳類・鳥類的意識，そして人的な「私」が生ずる階層的段階を示したものである[22]。感覚運動反射から意識が生ずる地点を，ベルクソンは「縮約」という言葉で表現している。言語的な介入をそれほど特権視しないベルクソンにおいては，図の第一の縮約と第二の縮約が明示的に質的な段差をもって語られているわけではな

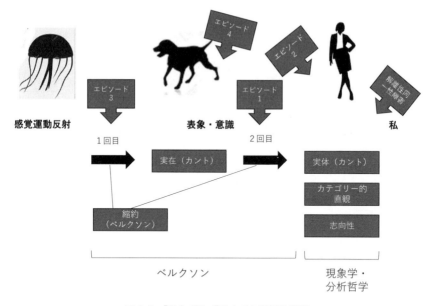

図 8-3 「私」が生ずるまでの階層的段階

いが，第二の縮約は言語的な構えの成立によって行われるというのが本章の立場である。そうであるとすると，ここで社会的な要素が入ってくる余地が生ずることになる。

　「私」が一続きではなくなる場合は，人においては多様である。たとえば解離性同一性障害では，一見，顕在的に人はバラバラの存在に解体されてしまっているかのような外観を呈するが，解離の起こる位置は，図 8-3 でいうならばすでにベルクソンの 2 回目の縮約が起こって以降，つまり，同じものが同じであることが言語的な括りによって確立されて以降の段階においてである。図 8-2 で示したようにエピソード記憶によるタグづけは，あたかも私たちが過去から未来へと直線的な生活史をもっている一続きの「私」であるかのような物語を私たちに錯視させてくれるが，実際にはこの「一続きさ」は社会制度を成り立たせるためのフィクションという側面が否めずにある。過去から未来へと結ばれる縦線としての「私」は実際に

はごく緩い縛りの統一体であって，解離性同一性障害における多重性には，私たちすべてが本来もっている多重性と見た目の派手さほどの大きな隔たりはない。

　他方で，たとえば，アルツハイマー病のような変性疾患が一定以上進展した場合，あるいはせん妄状態において，私たちはもともとの自分との連続性を失うことになる。生物学的慣性，つまりシナプス透過性の変更という形で生涯を通して積み上がってきた意識の基体が一定以上機能しなくなれば，表象を安定して産出することはもはやできなくなるために，1回目のベルクソンの縮約はうまく機能しなくなる，そうなれば，2回目のベルクソンの縮約はその素材を失い，当然，二次的にその機能を止めることになるだろう。

　ベルクソンの第二の縮約を経るまでの動物の表象は，第二の縮約を経て1つに括られた人での表象とは異なっている。動物の表象は確率的に分布し，決して同じものが反復されることはない。これを括って人での表象に加工する操作は言語的な構えを介して行われるが，統合失調症における一続きの「私」の断裂が起こりうるのは，おそらくはこの部分と関連している。そしてこの断裂は，過去から未来へ向けた「私」の生活史という縦糸が切れるのではなくて，「今，ここ」での外界との知的連続性という横糸が一次的に緩んでしまうことによるのではないかというのが本章のとりあえずの結論である。

［文　献］
(1) 中安信夫，関由賀子，針間博彦『初期統合失調症　新版』星和書店，2017年
(2) 伊豫雅臣，中込和幸監修『過感受性精神病—治療抵抗性統合失調症の治療・予防法の追求』星和書店，2013年
(3) Ey, H.: *La conscience. 3e edition.* Desclée De Brouwer, 1986.
(4) Scoville, W.B., Milner, B.: Loss of recent memory after bilateral hippocampal lesions. *J Neurol Neurosurg Psychiatry* 20: 11-21, 1957.
(5) Milner, B., Penfield, W.: The effect of hippocampal lesions on recent memory. *Trans Am Neurol Assoc* 80: 42-48, 1955.

(6) Binetti, G., Magni, E., Cappa, S.F. et al.: Semantic memory in Alzheimer's disease: an analysis of category fluency. *J Clin Exp Neuropsychol* 17: 82-89, 1995.

(7) 兼本浩祐『脳を通って私が生まれるとき』日本評論社，2016 年

(8) Putnam, H.: The meaning of "meaning". *Minnesota Studies in the Philosophy of Science* 7: 131-193, 1975.

(9) Bergson, H.: *Matière et mémoire: essai sur la relation du corps à l'esprit*. Félix Alcan, 1896.（合田正人，松本力訳『物質と記憶』ちくま学芸文庫，2007 年）

(10) Edelman, G.M., Tononi, G.: *Consciousness: How Matter Becomes Imagination*. Allen Lane, 2000.

(11) 古茶大樹『臨床精神病理学―精神医学における疾患と診断』日本評論社，2019 年

(12) Kisker, K.P.: Zur frage der sinngesetzlichkeit. *Schweiz Arch Neurol Psychiat* 76: 5-22, 1955.

(13) Schneider, K.: Versuch über die arten der verständlichkeit. *Zeitschrift für die gesamte Neurologie und Psychiatrie* 75: 323-327, 1922.

(14) 生田孝「統合失調症の妄想における確信の構造―妄想と『反』常識」『臨床精神病理』24 巻，3-19 頁，2003 年

(15) Jaspers, K.: *Allgemeine psychopathologie. 9th ed.* Springer, 1973.

(16) Spitzer, M.: *Was ist wahn? Untersuchungen zum wahnproblem*. Springer-Verlag, 1989.

(17) G・E・ムーア（国嶋一則訳）『観念論の論駁』勁草書房，1960 年

(18) 兼本浩祐「意識」内海健，兼本浩祐編『精神科シンプトマトロジー―症状学入門 心の形をどう捉え，どう理解するか』医学書院，2021 年

(19) 植野仙経「知識主張としての妄想的主張の特徴について」（第 44 回日本精神病理学会シンポジウム発表）2021 年

(20) 斎藤環著訳『オープンダイアローグとは何か』医学書院，2015 年

(21) 伊勢田堯，小川一夫，長谷川憲一編著『生活臨床の基本―統合失調症患者の希望にこたえる支援』日本評論社，2012 年

(22) 兼本浩祐『なぜ私は一続きの私であるのか―ベルクソン・ドゥルーズ・精神病理』講談社選書メチエ，2018 年

第9章

計算論的精神医学の視点からみた統合失調症

Yamashita Yuichi

山下祐一

はじめに

　脳における知覚・認知プロセスをある種の“計算”と捉え，数理モデル化したものを脳の計算理論とよび，それにより神経システムの動作原理を探求する研究手法を計算論的アプローチという。近年では，計算論的アプローチに基づく脳研究は計算論的神経科学の名のもとに活発な学問分野を形成し，実験神経科学と同等に重要な神経科学の方法論であると認識されるようになっている[1][2]。計算論的アプローチの有用性の認識が高まるにしたがい，この手法を精神医学研究に応用すること（計算論的精神医学）への期待が高まっている[3][4][5]。計算論的精神医学が注目される理由の1つは，精神障害の病態理解における「説明の水準間のギャップ」が埋まらないという，精神医学の抱える根本問題[5]に対して有効な手立てを与えると期待されているからである。「説明の水準間のギャップ」とは，本書の問題提起に通じる，精神障害に関連する遺伝子や分子の異常，神経活動の異常といった生物学的知見が多数蓄積されているにもかかわらず，そういった異常がいかにして精神障害でみられる行動・症状レベルの異常に至るのかはほとんど明らかになっていないという問題のことである。計算論的アプローチは，まさ

にこの異なる水準間を架橋する説明を提供する数理モデルを構築すること
を目指すため，精神医学が直面する問題を解決するうえで極めて強力な研
究方略を提供することが期待されている[(4)(6)]。実際，統合失調症の病態理解に
対しても，脳の計算理論の観点からの仮説の提案や研究の試みがされ[(7)(8)(9)(10)(11)(12)]，注
目を集めている。

　もちろん，精神障害の病態や症状形成メカニズムに対しては，理論的な
アプローチも従来から存在していた。概念的なものをはじめ，幾何学的ア
イデア[(13)]あるいは複雑系科学やカオス理論など数学的な手法を援用した精神
障害の病態理論[(14)(15)]が提案されてきた歴史もある。その試みが十分に実を結ん
でいないとするならば，従来の方法と計算論的精神医学の違いはどこにあ
るのか，また，どのようにして症状形成の理論的仮説と生物学的精神医学
の知見を結びつけることができるのだろうか。計算論的精神医学の位置づ
けを明確にするためには，このような問いに検討を加えることも重要であ
る。

　そこで本章ではまず，計算論的アプローチ，とくに計算論的精神医学が
用いる基本的な研究方略について概観する。続いて，統合失調症の病態理
解に対する計算論的精神医学の試みを紹介する。具体的には，近年，統合
失調症の病態理解の鍵となると有力視される脳の計算理論である予測情報
処理理論に基づく病態仮説について，筆者自身の研究も含めて最新の動向
を紹介する。最後に，計算論的アプローチによる統合失調症の病態理解に
対する貢献の現状を振り返り，今後の可能性について考察する。

計算論的精神医学とは

(1) データ駆動型アプローチと理論駆動型アプローチ

　数理モデルを用いるというと，近年注目が集まっている大規模データ（ビ
ッグデータ）に対して機械学習・人工知能（AI）技術などを適用するアプ
ローチを思い起こす読者がいると思われる。機械学習とは，大量のデータ

に対して反復的に計算を繰り返すことによって，そこに潜むパターンを見つけ出す方法の総称で，医学への応用という文脈では AI 技術としても言及されることが多い。機械学習・AI 技術の精神医学における応用としては，たとえば遺伝子や脳画像データなどから精神障害の有無やある種の疾患群を判別・クラスタリングするような研究が挙げられる。このようなタイプの研究は「データ駆動型」アプローチとよばれ，高度な数理的テクニックを用いてデータを解析するという意味で，広い意味での計算論的精神医学に含まれることがある[16][17]。実際，近年の計算機性能の飛躍的な向上と，機械学習・AI 技術の洗練に伴って，データ駆動型の計算論的精神医学研究は，精力的に試みられ期待が寄せられている（データ駆動アプローチに関する網羅的なレビューは文献 18 を参照）。しかし，機械学習・AI 技術を用いたアプローチは，精神障害における神経・認知・行動的観察の背景にあるプロセスを明示的にモデル化しないため，分類や予測などにおいて有用性が認められたとしても精神障害の原理的な理解にはつながらない可能性がある[5][17]。また，洗練された機械学習・AI の手法を用いて，これまで明らかになっていなかった事実が見いだされるとしても，精神障害に関するさまざまな指標間の関係の探索という意味では従来の精神医学研究の枠組みにとどまるとも考えられる。

　これに対して，脳の情報処理プロセスを明示的にモデル化した数理モデルをとくに「生成モデル」[19]といい，生成モデルを用いた精神医学研究を，データ駆動型に対して「理論駆動型」アプローチ[17]とよぶ。特に，理論駆動型の研究を狭義の計算論的精神医学とする立場もある[5]。もちろんこうした区別は便宜的なものであり，近年では，データ駆動型のアプローチと理論駆動型のアプローチを融合する試みもはじまりつつあるが，まだ手法は確立せず萌芽的な状況である[20][21]。そこで本章では，統合失調症の病態理解への貢献が期待される新しい研究アプローチ，という意味で，狭義の計算論的精神医学，つまり生成モデルを用いた理論駆動型のアプローチに焦点を当てて議論を進める。

(2) 生成モデル

　生成モデルは，観察可能な形で計測された生理データや行動データの背後にあるデータ生成過程を脳の演算プロセスとみなし，数理モデルとして表現したものである。たとえば，特定の認知課題における感覚入力や報酬，行動などを変数として規定し，認知課題に対する脳の情報処理プロセスや行動に至る意志決定プロセスを変数同士の関係として示した方程式の組み合わせで表現する。変数の中でも，生成モデルの振る舞いの特徴を決定し，調整つまみのような役割を有する特別な変数をパラメータとよぶ。

　生成モデルの例として，計算論的精神医学において頻繁に用いられる強化学習モデルを紹介する。強化学習モデルは，環境から報酬や罰が与えられる状況における個体の意志決定過程と行動をモデル化したものである[22]。たとえば変数として，感覚に相当する環境の状態の観測，行動，行動の結果得られる報酬，環境の状態の価値（報酬の予測）などが表現される。シンプルな強化学習のモデルでは，個体は環境の状態の「価値」を保持し，この状態価値は，予測された報酬と実際に得られた報酬との誤差（報酬予測誤差とよぶ）に基づいて更新される。たとえば，ある状態において報酬が予測よりも大きければ報酬予測誤差は正の値となり，これに基づいて状態価値はプラス方向に更新される。一方，報酬が予測よりも小さければ報酬予測誤差が負の値になるため，状態価値はマイナス方向に更新される，という具合である。強化学習モデルのパラメータの例としては，状態価値の更新（学習）において，直前の報酬予測誤差をどの程度反映するのかを定めた学習率がある。学習率が大きければ，直前の報酬予測誤差に敏感に反応して状態価値を更新するため，直近の過去の報酬状況の影響を受けやすくなる。一方，学習率が小さければ，その行動はより長い時間スケールでの報酬の履歴の影響を反映したものになる[22]。

　生成モデルには，モデルの抽象度，モデル化の対象にさまざまなレベルがある[5]。代表的な生成モデルとしてたとえば，ニューロン・シナプスレベルの神経組織の動態をモデル化する生物物理学的モデル，ニューロン群の

平均発火率レベルを表現し，脳領域間の相互作用と認知・行動レベルをモデル化するニューラルネットワークモデル，より抽象度の高い報酬予測，知覚・意志決定などの計算レベルと行動レベルをモデル化するベイズ推論モデル，強化学習モデルなどがある（各生成モデルの詳細と精神医学研究への適用事例については文献 5 に詳しい）。

(3) 理論駆動型の計算論的精神医学における研究方略

機械学習・AI による疾患判別などのデータ駆動型アプローチと，生成モデルを構築する理論駆動型の計算論的精神医学の手法の最も大きな相違点は，シミュレーションと「モデルフィッティング」が可能になることである。生成モデルは，データの生成プロセスそのものをモデル化しているため，認知課題や環境の状態に対応する変数を設定し，何らかのパラメータを与えると，その反応として仮想的なデータを生成することができる（シミュレーション）。また逆に，認知・行動実験など実際の観測データが得られたときには，数理的なアルゴリズムを用いて，その観測データと最も近いデータを生成する最適なパラメータを推定することができる（パラメータ推定）。さらに，複数の異なる生成モデルの候補が存在する場合には，同様の手続きによって，どの生成モデルが最も実際の観測データを説明するかを定量的に比較することも可能である（モデル選択）。特に，パラメータ推定とモデル選択を合わせてモデルフィッティングという[22][23]。

理論駆動型の研究には，モデルフィッティングによる仮説の定量的検証に重心を置いた研究と，生成モデルの構築による仮説の提案に重心を置いた研究が存在する。ここでは便宜的に，前者を計算論的表現型同定（computational phenotyping）[24]，後者を仮説形成的アプローチ（abductive approach）[25] とよぶ。

計算論的表現型同定では，モデルフィッティングを適用することにより，行動や生理計測では観測することができない潜在的な個人の特性を定量化することを試みる。たとえば，強化学習モデルを用いた場合，実際の行動

データに対して生成モデルを適用することで，個体ごとの学習率というパラメータを推定することができる。この値は，個体の潜在的な認知特性をより直接的に反映している可能性がある，という意味で計算論的表現型とよばれることがある。⁽²⁴⁾この計算論的表現型を実際の神経・生理学的観測データと結びつけることで，健常群と精神障害群とにどのような認知特性の違いがあるのかといった比較をしたり，同じ精神障害カテゴリーに分類される患者の中に複数の亜型群が存在する可能性を定量的に検討したりすることができる。⁽²⁰⁾⁽²⁶⁾このように，計算論的アプローチは，客観的・定量的なデータに対して新しい解釈を与えたり，データに基づいて検証を受けたりできる点が，生物学的精神医学と連携して強力な手段となり得ると期待される理由である。

一方，仮説形成的アプローチは，精神障害のメカニズムに関する仮説の提案と洗練を目的とし，主にシミュレーションを活用する。仮説形成的アプローチでは，まず正常機能の生成モデルを構築する。そして，精神障害の症状は，正常な生成モデルに何らかの損傷が生じたために形成されると想定してシミュレーションを行う（損傷シミュレーション⁽⁵⁾）。たとえば，ニューラルネットワークモデルにおいては，神経回路における結合の強さを表現するパラメータを変化させることで，神経回路網の機能的変調が表現される。このように損傷された生成モデルによるシミュレーションと実際の観測の比較などを通じて，精神障害に関する病態仮説の提案と洗練が行われる。仮説形成的アプローチにおいても，実際の観察との類似性に何らかの定量的評価を導入することが有効である場合もある。⁽⁷⁾したがって，計算論的表現型同定による定量的評価と仮説形成的アプローチを組み合わせたり，相互に循環するような形でモデルと仮説を洗練していくことが理想となる。

計算論的精神医学を用いた統合失調症研究事例

　ここでは，仮説形成的アプローチを用いて統合失調症の症状形成を説明する計算論的精神医学研究の実例を紹介する。特に，統合失調症の病態理解への貢献が有望視されている，知覚・認知プロセスの計算理論である予測情報処理理論[27][28]に基づく研究を中心に，筆者らの研究グループの取り組みも含めて紹介する。

(1) 予測情報処理

　近年有力視されている脳の計算理論によると，人が感覚や行動を通じて外界と相互作用するとき，脳の中に身体を含む外界のモデル（内部モデル）を獲得し，その内部モデルに基づく「予測」を用いることで，迅速で適確な認知・行動の生成が可能になるとされる[29]。たとえば，テーブルの上の物体に手を伸ばして取り上げる，という場面を想定すると，その物体の重さを含めた感覚フィードバックの予測が内部モデルに相当し，予測に基づく適切な運動指令がスムーズな行動を可能にする，と考えることができる。予測と実際のフィードバックに齟齬がある場合には「予測誤差」が生じるが，この予測誤差を小さくすること（予測誤差最小化）が，脳の動作原則だとする理論がある[29]。初めて手にした金属の物体の重さが思いのほか重かった，というような予測誤差が生じた場合，金属の重さに関する内部モデルを修正することで予測誤差を小さくすることができる。このような過程は，一般に学習とよばれる脳の機能に相当する。また，金属だと思っていた物体が実は紙製で思いのほか軽かった，というような予測誤差が生じた場合には，金属に対する感覚予測を紙に対する感覚予測に切り替えることで予測誤差を小さくすることができる。このような過程は，知覚あるいは認知と呼ばれる脳の機能に相当する。最後に，一見すると金属に見えた物体の材質を確かめるために自分の体を動かして視点を変える，というように行動を生成して感覚フィードバックを変化させることでも予測誤差を小さくす

ることができる。このように，脳とは予測装置であり，予測と予測誤差最小化が，学習，知覚・認知，行動生成など脳の幅広い機能を説明する脳の一般的計算原則であるとする理論を予測情報処理／予測符号化（predictive processing/predictive coding）という。特に，行為の生成も予測誤差最小化の原理で説明できるとする点を強調して，能動的推論（active inference）とよばれることもある。[27][28][28]

　さらに，予測情報処理においては，神経システムの機能的階層性が重要と考えられている。[30]たとえば，ヒトの運動制御システムは，そのような機能的階層性を備えた神経システムの代表例であるといえる。ヒトは同じ行為を繰り返し経験することで，いくつもの熟練した行為を獲得する。その過程で連続した動作のいくつかの部分は，繰り返し利用される運動の要素（プリミティブ）として分節化される。こうして分節化された運動のプリミティブは，状況に応じて異なる順序や形に柔軟に再統合され，多様な連続的行為として再統合することができる。[31]このような階層的システムにおいて，予測情報処理のトップダウン的予測プロセスと，予測誤差に従うボトムアップ的修正プロセスの相互作用が，認知・行動の柔軟性に重要な役割を果たすと考えることができる。たとえば，遂行機能の評価としても用いられるウィスコンシン・カードソーティング・テストのような認知タスクにおいて，被験者は内的に表象されたタスク文脈（現在有効な照合規則）に応じて，トップダウン的に反応を生成する。照合規則が，予期できないタイミングで実験者によって変更されたときには，このトップダウン的予測と実際の感覚フィードバックとのあいだに予測誤差が生じる。タスクの要求に応じるには，被験者の内的に表象されたタスク文脈は，予測誤差に応じてボトムアップ的に修正される必要がある。このような意図やゴールに基づくトップダウン的予測とボトムアップ的修正のスムーズな相互作用を通じて，環境への柔軟な適応的行為が可能になると考えることができる。

(2) 神経ロボティクスによる予測情報処理の実装

　予測情報処理の計算理論を数式を用いて定式化して実験的に検証し，病態仮説の洗練を試みるアプローチの1つとして，筆者らがこれまで取り組んできた神経ロボティクス[8][30]という手法を用いた研究を紹介する。神経ロボティクスでは，予測情報処理論によって仮定される計算プロセスを，ニューラルネットワークモデルとして具体化し，このニューラルネットワークによって駆動されるロボットが物理環境において生成する認知・行動と，実際の精神障害における観察との比較検証を行う仮説形成的アプローチをとる。

　ニューラルネットワークモデルとは，生物の神経システムを模した数理モデルで，人工ニューロン素子がシナプス結合によりネットワークを形成したものである。学習によってシナプスの結合強度を変化させることで，連想記憶，感覚・運動マッピング，時系列パターンの生成など，さまざまな知的情報処理を実現できる。特に，再帰的なシナプス結合をもつリカレント・ニューラルネットワーク（recurrent neural network：RNN）は，その再帰的な結合に基づいて内部状態の履歴を保持することにより複雑なダイナミクスを生成できるため，感覚・運動シーケンスなどの時空間的なパターン生成をモデル化できる[32][33]。ニューラルネットワークモデルは，その情報処理機能が神経回路を構成するニューロン素子の活動レベルとシナプス結合から生成される，という意味で実際の神経システムの特徴をよく反映しており，マクロなレベルで生物学的な神経回路のメカニズムを模倣していると考えることができる[32][33]。神経ロボティクスは，とくに，連続的な感覚・運動信号のレベルから，神経回路のダイナミクスのレベル，行動・症状，そして抽象的な計算理論のレベルまでを架橋できることが最大の特徴である。また，神経ロボティクスでは特に，知的機能とは脳・身体・環境との相互作用のなかから創発する，という考えに基づいて，身体をもち物理環境と実際に相互作用するロボット実験を重視する。精神疾患もまた，脳だけでなく身体を通じた環境や他者との相互作用の中で生じるものであるか

ら，神経ロボティクス的な視点は，計算論的精神医学の有力な研究ツール
として貢献できる可能性があると期待されている。[5][8][9]

　図9-1Aは，神経ロボティクス実験システムの概要を示している。システムの主要な部分はRNNで構成される。RNNは，現在の時刻 t におけるロボットの腕の関節角度と視覚イメージの感覚 s_t を入力として受け，次の時刻 $t+1$ の感覚の予測 $\hat{s}_{t+1}$，を出力する。関節角度の予測は，ロボットに送られる。ロボットはこの関節角度の予測を達成するように動作を生成する（能動的推論）。ロボットの動作の結果生じる環境の変化を反映した感覚情報は，感覚フィードバックとして再びロボットに戻される。このループによって，ロボットは連続的な動作を生成することができる。RNNは，標的となる行動・感覚の対応を予測誤差最小化の計算により，内部のダイナミクスとして学習することができる。このRNNが学習したダイナミクスに基づく感覚予測の機能は，前述した内部モデルに相当すると考えることができる。[29]

　実験ではさらに，RNNのダイナミクスを切り替えることができるメカニズムとしてパラメトリック・バイアス（parametric bias: PB）[34]が用いられている。PBとは，特殊な入力素子で，定常的な入力をすることでRNNのダイナミクスを変化させる分岐パラメータとして機能する。図9-1Bのように，RNNが時系列を生成している間，継続的に，PB素子に値 a を入力し続けると，RNNの内部素子のダイナミクスが切り替わって行動Aを生成し，PB素子に値 b を入力すると，RNNのダイナミクスが行動Bを生成するように切り替わる（図9-1C）。PBを，生成する時系列パターンの切り替え機のように用いることができる性質は，トップダウン的な運動の意図や計画に相当すると考えることができる。さらに，PBの値に基づいてRNNが生成するトップダウン的な予測と，実際の感覚フィードバックとの間の乖離（予測誤差）が生じたときには，予測誤差最小化の計算原則に基づいてリアルタイムにPBの値を修正することができる（図9-1D）。このような予測誤差最小化に基づくPBの修正は，予測符号化における知

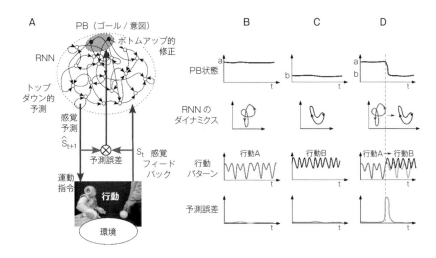

図 9-1　予測情報処理プロセスを具現化した神経ロボティクス実験システム

覚・認知プロセスに対応すると考えることができる。[(8)(34)]

　ロボットのタスクは，物体の位置と行為を対応づけたルールに基づいて，①位置Rにおいて物体を左右に３回動かす，②位置Lにおいて物体を上下に３回動かす，という２つの異なるタイプの行為を繰り返し生成することである（図9-2）。ロボットは，これら一連の行為を生成することに加えて，実験者によって予期せぬタイミングで物体が動かされるのに柔軟に対応し，行為を切り替えることが求められる。このような柔軟な適応行動を実現するためには，ロボットは，現在実行しているタスクの内的な表象をもっている必要があり，さらにこの表象は，標的の行為が変わったときには更新されなくてはならない。本研究では，このようなロボットの内的な表象とそれに対応する神経活動のことを，それぞれ「意図／ゴール」および「意図状態」とよぶ。図9-3は，訓練されたニューラルネットによって，ロボットがリアルタイムでトップダウン的予測とボトムアップ的な修正を繰り返しながら，タスクの行為を生成している際の感覚・運動シーケンスとニューロン活動の例である。予期できない物体の位置の移動（図9-3Aの矢印）

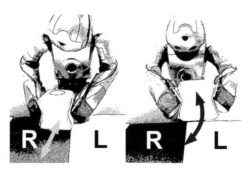

図 9-2　ロボットの行動課題

によって，予測誤差が一時的に上昇し，ロボットの意図状態が修正され，結果的に柔軟な行為の切り替えが達成されている（図9-3A）。ここで予測誤差の上昇は，外的な撹乱の存在を意味し，予測誤差を最小化する方向に意図状態を修正することは，外的な変化を認識することに対応すると考えることができる。

　続いて，統合失調症の症状形成に，階層的な神経回路におけるトップダウン的予測とボトムアップ的修正の相互作用の障害が関与する，との仮説を確かめるため，神経回路モデルにおける階層間のシナプス結合の断裂をシミュレートした。具体的には，学習により獲得した"正常な"シナプス結合に対して，ランダムなノイズを加えて，機能的結合を妨害する操作を行った。加えるノイズの量を段階的に増加させて，ロボットの行動とニューロン素子の活動に与える影響を観察した。機能的断裂の程度が軽微な（加えるノイズの量が少ない）場合には，ロボットは見た目上，正常な行為を生成するにもかかわらず，自発的な予測誤差シグナルが発生し，不規則な意図状態の変動を引き起こすことが観察された（図9-3Bの矢印）。この自発的な予測誤差シグナルはシナプス結合の異常に由来するため，環境には感覚的外乱がないにもかかわらず発生する。したがって，この"内的な"予測誤差と意図状態の変動は，原理的には動作主体には正常に生成されるものと区別できないため，その原因が特定できない「何かがおかしい」とい

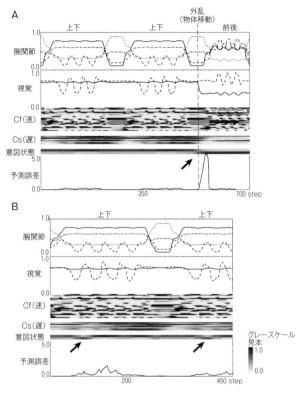

図 9-3　RNN の神経活動とロボットの動作（文献 8 をもとに作成）

う感じ（妄想気分）や自分の行為が何か外の力によって影響を受けているという感じ（作為体験）を引き起こすと考えられた。この代償不能な予測誤差シグナルが神経回路を伝搬して，さまざまな知覚や認知のモダリティに侵入していけば，統合失調症の患者に典型的な幻覚・妄想といった症状に発展する可能性が考えられた。機能的断裂の程度がより重篤な場合には，ロボットの行動は解体し，ルールに基づく行動はできなくなる。異常な行動は，カタレプシー的行動（同一姿勢で停止）や常同症的行動（同じ動作を繰り返す）など，統合失調症の重症例で観察される緊張病状態に類似したパターンを示した。ロボットにおけるこれらの異常行動は，異常な予測誤

差とその最小化のプロセスを通じて，神経回路のダイナミクスが特定の安定したパターンに収束する結果生じると考えられた。

　これらの研究結果は，統合失調症の多彩な症状を，適応的な予測情報処理システムを獲得したことの代償として理解できる可能性を示している。すなわち，階層間の機能的断裂という事態が生じたときに，本来であれば適応的であるはずの予測誤差最小化というプロセスがあるがゆえに，統合失調症的な症状を引き起こしてしまうという可能性である。さらにこれらの結果は，機能的断裂の程度が，軽度では妄想気分といった前駆的症状から，重度では緊張病症候群のような重症の症状というように，症状の多様性と重篤度をともに説明し，統合失調症の病態に対するシステムレベルでの説明を提供する。このアイデアは，予測誤差情報処理と，脳領野間の機能的結合の重要性を強調する従来の統合失調症の病態仮説によく一致する。

(3) 予測精度の重要性

　予測情報処理におけるトップダウン的予測と，ボトムアップ的修正の相互作用を通じた予測誤差最小化プロセスと密接に関係して，予測精度の推定（予測対象にどのくらいばらつきがあるか）が非常に重要な役割を果たすことが指摘されている。すなわち，予測精度が低い（不確実性・ばらつきが大きい）と推定され，何が起こるかわからない状況では，予測誤差が生じたとしても無視することが適応的となる。一方で，予測精度が高く（不確実性・ばらつきが小さく），何が起こるか高確率で予測できる状況では，生じた予測誤差には敏感に反応することが求められる。したがって，予測精度の推定は，予測誤差最小化プロセスにおいて，予測誤差の価値を重みづけする重要なパラメータとして機能する。このような予測精度の推定が，他者との協調運動，とくに，感覚入力に従う受動的な行動と，予測に基づく能動的な行動のバランスのよい切り替えにおいて，重要な役割を担っていることが示唆されている[35]。また，そのバランスの失調が，自閉スペクトラム症や統合失調症を含む精神障害の症状を説明すると期待されている[10][11][12][36]。ここで

は，予測精度の推定の役割に着目して，生成モデルとして階層的ベイズ推論モデルを用いた，行為の能動感の障害に関する病態仮説を紹介する。

　一般的に，自分が生成した行為の結果の知覚は，外的に生成されたものと比較して，知覚のレベルが減弱して感じられることが知られており，この現象を感覚減衰（sensory attenuation）という。たとえば，自分で発した声の大きさが小さく聞こえる現象や，自分で自分をくすぐることができないことのメカニズムとして説明される。力の知覚の感覚減衰の程度は，フォースマッチング（Force matching）という課題を用いて計測することができる。フォースマッチング課題では，自分の指に対して与えられた力を，外から機械的に力を生成する装置で再現するように求められると，ほぼ正確に再現できる一方で，自分のもう片方の手を使って自分で力を加える形で再現するように求められると，実際よりも強い力で押してしまう。これは，自分の指で自分に対して加えた力の感覚が減弱されていることを意味している。興味深いことに，統合失調症では，この感覚の減衰が減弱している（減衰される度合いが小さい）ことが知られており[37]，さらに，健常者において，その減弱の程度が妄想への親和性のスコアと相関することが知られている[38]。

　ブラウンら[10]は，自分の動作と外力から力の知覚が生じる階層的なプロセスを，予測情報処理の枠組みに基づいてベイズ推論モデルを用いてモデル化し，フォースマッチング課題を模したシンプルなシミュレーションを行った。モデルは，感覚レベル（S），隠れ状態レベル（x）（感覚皮質の脳活動），原因（外的な力）の推定レベル（v）（前頭前野の脳活動）といった階層構造をもち，それぞれのレベルでの予測誤差（PE）および予測精度（Π）を用いて状態の更新を行うとされる。各レベルの状態は，それぞれ予測精度で重みづけされた同レベルと下のレベルの予測誤差にしたがって更新される（図9-4）。ここで，最下層の感覚レベルの予測誤差は，動作の生成によって感覚を変化させるか，隠れ状態レベルの予測を変更することによってのみ解消できることに注意が必要である。

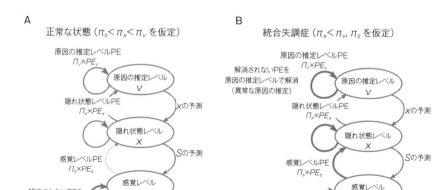

正常な状態 （$\pi_s < \pi_x < \pi_v$ を仮定）

原因の推定レベルPE
$\Pi_v \times PE_v$

原因の推定レベル
V

隠れ状態レベルPE
$\Pi_x \times PE_x$

Xの予測

隠れ状態レベル
X

Sの予測

感覚レベルPE
$\Pi_s \times PE_s$

感覚レベル
S

解消されないPEを
行動の生成で解消

B

統合失調症 （$\pi_x < \pi_v$, π_s を仮定）

原因の推定レベルPE
$\Pi_v \times PE_v$

解消されないPEを
原因の推定レベルで解消
（異常な原因の推定）

原因の推定レベル
V

隠れ状態レベルPE
$\Pi_x \times PE_x$

Xの予測

隠れ状態レベル
X

Sの予測

感覚レベルPE
$\Pi_x \times PE_s$

感覚レベル
S

行動の生成が抑制

図 9-4　力の知覚の階層的モデルとその変調

　ブラウンらは，正常なシステムにおいては，感覚レベルの予測精度は，常に高次レベルの予測精度よりも低く，感覚が自分の動作による場合には精度が特に低下する，と仮定してシミュレーションを行った。実際のブラウンらのモデルは，複雑な微分方程式で記述されているが，モデルの動作を直感的に理解するために，模式的に表現すると以下のようになる。先に述べたように，感覚レベルの予測誤差は，隠れ状態レベルの予測を変更するか，動作を生成し感覚を変化させることによってのみ解消される。感覚レベルの予測精度が小さいと，隠れ状態の更新に与える影響が相対的に小さくなり，感覚レベルの予測誤差は隠れ状態の予測の更新では解消できず，結果的に動作を生成することで予測誤差が最小化される（図9-4A）。ブラウンらは，この自発的動作に伴う感覚レベルの予測精度の低下は，正常なシステムに求められる基本的な性質であり，反射的に動作が生じる原動力である，と主張している。感覚レベルの予測精度の低下は，原因の推定レベルにも影響を及ぼし，結果的に，自分の動作の結果の感覚が相対的に減弱する感覚の減衰が生じ得ると説明される。[10][11]

　さらに，ブラウンらは，統合失調症では，感覚・運動レベルの予測精度が過剰に高くなっているとの仮説を提案し，この仮説をフォースマッチン

グ課題のシミュレーションで検証した。感覚レベルの予測精度が異常に高く設定された場合には、感覚レベルの予測誤差は隠れ状態の更新により解消されてしまうので、動作の生成が抑制される。このような状態を、統合失調症の緊張病症候群（無動）に対応する、と主張する。さらに、感覚レベルの予測精度が過剰に高くなっていると、相対的に大きくなった予測誤差は、原因の推定レベルの状態の更新で解消せざるを得ないため、結果的に、実際には存在しない外力の存在が誤って推測される、といった自我意識の異常（被影響体験）や妄想が生じうると解釈される（図9-4B）。フリストンらのグループは、同様の枠組みを用いて、統合失調症者の脳波や眼球運動の異常といった神経生理学的所見のモデル化をすることによって、感覚レベルの予測精度の変調という観点から、統合失調症の病態理解を試みている。[11]

まとめと議論

　本章では、精神医学が直面する困難に対して有効な手立てを与えると期待されている、計算論的精神医学という新しい研究領域について紹介した。ビッグデータと機械学習・AI技術に基づくデータ駆動型とよばれる手法は、人の手による解析では見逃されてきた新しい知見がもたらされることに期待が高まっている。具体的には、たとえば、患者の層別化や治療選択の最適化といった貢献が見込まれる。一方で、データ駆動型の手法が、基本的にはさまざまな水準の生物学的レベルの知見と、行動・症状レベルとの関係（相関）を明らかにしようとする、という意味では、従来の生物学的精神医学の枠組みにとどまっているとも考えることができる。実際、統合失調症についても、機械学習・AI技術を用いた研究は多数の試みがあるが、そのほとんどが従来の疾患カテゴリーに基づいており、[18]新しい技術によるブレイクスルーを手放しに期待することはできないと考えられる。

　これに対して、脳の情報処理を生成モデルとして数式を用いた定式化に

よりモデル化し，精神障害を，その計算プロセスの失調として理解する理論駆動型アプローチに着目して概説した。統合失調症研究への具体的な適用事例として，予測情報処理理論に基づく仮説形成的アプローチにより，統合失調症の病態仮説を提案する研究事例を紹介した。予測情報処理は，知覚・認知はトップダウン的な予測とボトムアップ的な感覚入力との統合であるとし，予測誤差最小化という単一の計算原則から脳の機能を包括的に説明できるため，正常脳機能の理解はもとより，さまざまな精神疾患の病態説明に貢献すると期待されている理論である。

　本章で紹介した，神経ロボティクスを用いた研究では，予測情報処理プロセスを具現化した階層的な神経回路において，機能的結合の障害があると，自発的な予測誤差が生じ，本来は適応的な機能であるはずの予測誤差最小化プロセスが，妄想気分，作為体験，重症例では緊張病症候群といった，統合失調症的な事態に帰結しうる可能性を提案した。この研究では，脳領域間の機能的断裂，予測誤差シグナルの異常，内部モデルの異常など，さまざまな水準の知見を統合する説明を提供することに成功している。

　さらに，予測情報処理プロセスにおける精度の推定と，その変調としての統合失調症における感覚減衰の異常と自我障害の病態仮説を紹介した。前述の神経ロボティクス実験では，異常な予測誤差が，階層間の機能的断裂の結果生じると仮定されたが，予測の精度の変調によっても同様の事態が生じ得ることを示唆している。予測精度の神経基盤はいまだ明らかになっていないが，情動や主観的体験など幅広い精神機能に関連すると近年注目が集まっている[39]。

　一方，計算理論が提供する説明は，統合失調症に関する中核的な問いの理解には，まだ大きな隔たりがあるといえる。現在の神経科学は，統合失調症の中核症状で問題となるような主観的体験や心的了解の問題を扱うのに十分な知見を蓄積できておらず，計算論的精神医学の試みもその制限の範囲を超えてはいないのが実情である。とはいえ，予測情報処理の理論はいまだ発展途上であり，複数の知覚モダリティの統合や階層構造をもつよ

うな複雑なシステム(40)，あるいは他のエージェントとの相互作用を含むような課題設定への適用など野心的な試みがなされている(41)。さらに，予測情報処理の計算原則で動作する人工的なシステムの振る舞いを現象学的に考察することで，自己意識や時間経験など主観的体験の理解に結びつけようとする試みも行われている(42)(43)。

　また，一見すると，これらの計算論的精神医学の手法は，従来の概念的な仮説と差がないように感じられるかもしれないが，以下の点で，本質的な違いが存在すると考えられる。生成モデルを用いた手法の最大の特徴は，提案する仮説が数理モデルで記述され，頑健な再現性をもってシミュレーションデータを生成できる点である。特に，従来の手法では観測不可能な，潜在的な状態変数（たとえば予測誤差など）を，定量的なデータとして生成することができる。これにより実際の神経・生理学的観測データにモデルに基づく新たな解釈を提供し定量的な評価を可能にする。このような性質が，自然科学的説明手法と相性がよいため，神経科学・生物学的精神医学に貢献する強力な手法として注目されているわけである。

　一方で，仮説形成的アプローチにおいては，数理モデルの振る舞いとして表現される現象と実際の臨床症状や病態との対応に関する解釈は，アナロジーのレベルにとどまるものも多い(44)。もちろん，アナロジー的理解は，精神現象の理解における有効な手段となり得る。岡崎は，「心的エネルギー」(15)概念を例に，精神医学においては，単純に自然科学的説明とも心理的了解ともいいきれない方法で精神現象を論じるアナロジー的手法が，精神障害の理解とコミュニケーションにおける有効な手段となり得ることを論じている。ただしアナロジーが有効に機能するためには，いくつかの部分的性質が似ているということだけでなく，システムレベルで見た構造的同型性が見いだされることが必要である(44)。この意味で，計算理論に基づく仮説の解釈と洗練には，症候学の広範な知識と緻密な考察に基づく臨床精神医学の側からの検証とフィードバックが不可欠となるだろう。

付記：本稿は，文献 5, 45, 46 をベースに最新の知見を加えて，再構成・加筆を行ったものである。

[文　献]

(1) 川人光男『脳の計算理論』産業図書，1996 年

(2) Abbott, L.F., Dayan, P.: *Theoretical Neuroscience: Computational and Mathematical Modeling of Neural Systems.* MIT Press, 2005.

(3) Montague, P.R., Dolan, R.J., Friston, K.J. et al.: Computational psychiatry. *Trends Cogn Sci* 16: 72-80, 2012.

(4) Redish, A.D., Gorden, J.A. (eds.): *Computational Psychiatry: New Perspectives on Mental Illness.* MIT Press, 2016.

(5) 国里愛彦，片平健太郎，沖村宰他『計算論的精神医学—情報処理過程から読み解く精神障害』勁草書房，2019 年

(6) Anticevic, A., Murray, J.D., Barch, D.M.: Bridging levels of understanding in schizophrenia through computational modeling. *Clin Psychol Sci* 3: 433-459, 2015.

(7) Hoffman, R.E., Grasemann, U., Gueorguieva, R. et al.: Using computational patients to evaluate illness mechanisms in schizophrenia. *Biol Psychiatry* 69: 997-1005, 2011.

(8) Yamashita, Y., Tani, J.: Spontaneous prediction error generation in schizophrenia. *PLoS One* 7: e37843, 2012.

(9) 山下祐一，松岡洋夫，谷淳「計算論的精神医学の可能性—適応行動の代償としての統合失調症」『精神医学』55 巻，885-895 頁，2013 年

(10) Brown, H., Adams, R.A., Parees, I. et al.: Active inference, sensory attenuation and illusions. *Cogn Process* 14: 411-427, 2013.

(11) Adams, R.A., Stephan, K.E., Brown, H.R. et al.: The computational anatomy of psychosis. *Front Psychiatry* 4: 47, 2013.

(12) Powers, A.R., Mathys, C., Corlett, P.R.: Pavlovian conditioning-induced hallucinations result from overweighting of perceptual priors. *Science* 357: 596-600, 2017.

(13) 安永浩「分裂病症状機構に関する一仮説—ファントム論について」土居健郎編『分裂病の精神病理 1』東京大学出版会，1972 年

(14) Ciompi, L.: *An affect-centered model of the psyche and its consequences for an integrative understanding of schizophrenia.* (Lecture in Sendai).「精神の感情中心モデルと，精神分裂病の統合的理解にとってのその重要性」『精神医学』40 巻，1005-1014 頁，1998 年

(15) 岡崎伸郎「カオスの精神分裂病論への前哨」永田俊彦編『精神分裂病—臨床と病理 2』人文書院，1999 年

(16) Huys, Q.J.M., Maia, T.V., Frank, M.J.: Computational psychiatry as a bridge from

neuroscience to clinical applications. *Nat Neurosci* 19: 404-413, 2016.

(17) Bennett, D., Silverstein, S.M., Niv, Y.: The two cultures of computational psychiatry. *JAMA Psychiatry* 76: 563-564, 2019.

(18) Shatte, A.B.R., Hutchinson, D.M., Teague, S.J.: Machine learning in mental health: A scoping review of methods and applications. *Psychol Med* 49: 1426-1448, 2019.

(19) Stephan, K.E., Mathys, C.: Computational approaches to psychiatry. *Curr Opin Neurobiol* 25: 85-92, 2014.

(20) Gillan, C.M., Kosinski, M., Whelan, R. et al.: Characterizing a psychiatric symptom dimension related to deficits in goal-directed control. *Elife* 5: e11305, 2016.

(21) Suzuki, S., Yamashita, Y., Katahira, K.: Psychiatric symptoms influence reward-seeking and loss-avoidance decision-making through common and distinct computational processes. *Psychiatry Clin Neurosci* 75: 277-285, 2021.

(22) 片平健太郎『行動データの計算論モデリング—強化学習モデルを例として』オーム社, 2018 年

(23) Wilson, R.C., Collins, A.G.: Ten simple rules for the computational modeling of behavioral data. *ELife* 8: e49547, 2019.

(24) Patzelt, E.H., Hartley, C.A., Gershman, S.J.: Computational phenotyping: Using models to understand individual differences in personality, development, and mental illness. *Personal Neurosci* 1: e18, 2018.

(25) Maia, T.V., Frank, M.J.: From reinforcement learning models to psychiatric and neurological disorders. *Nat Neurosci* 14: 154-162, 2011.

(26) Voon, V., Derbyshire, K., Rück, C. et al.: Disorders of compulsivity: A common bias towards learning habits. *Mol Psychiatry* 20: 345-352, 2015.

(27) Rao, R.P., Ballard, D.H.: Predictive coding in the visual cortex: A functional interpretation of some extra-classical receptive-field effects. *Nat Neurosci* 2: 79-87, 1999.

(28) Friston, K.: What is optimal about motor control? *Neuron* 72: 488-498, 2011.

(29) Wolpert, D.M., Ghahramani, Z., Jordan, M.I.: An internal model for sensorimotor integration. *Science* 269: 1880-1882, 1995.

(30) Yamashita, Y., Tani, J.: Emergence of functional hierarchy in a multiple timescale neural network model: A humanoid robot experiment. *PLoS Comput Biol* 4: e1000220, 2008.

(31) Arbib, M.A., Érdi, P., Szentágothai, J.: *Neural Organization: Structure, Function, and Dynamics*. MIT Press, 1998.

(32) Fetz, E.E., Shupe, L.E.: Recurrent networks: Neurophysiological modeling. In: Arbib, M.A. (ed.): *The Handbook of Brain Theory and Neural Networks. Second Edition*. pp.960-963, MIT Press, 2002.

(33) Yamashita, Y., Okumura, T., Okanoya, K. et al.: Cooperation of deterministic

dynamics and random noise in production of complex syntactical avian song sequences: A neural network model. *Front Comput Neurosci* 5: 18, 2011.

（34）Tani, J.: Learning to generate articulated behavior through the bottom-up and the top-down interaction processes. *Neural Netw* 16: 11-23, 2003.

（35）Murata, S., Yamashita, Y., Arie, H. et al.: Learning to perceive the world as probabilistic or deterministic via interaction with others: a neuro-robotics experiment. *IEEE Trans Neural Netw Learn Syst* 28: 830-848, 2017.

（36）Lawson, R.P., Rees, G., Friston, K.J.: An aberrant precision account of autism. *Front Hum Neurosci* 8: 302, 2014.

（37）Shergill, S.S., Samson, G., Bays, P.M. et al.: Evidence for sensory prediction deficits in schizophrenia. *Am J Psychiatry* 162: 2384-2386, 2005.

（38）Teufel, C., Kingdon, A., Ingram, J.N. et al.: Deficits in sensory prediction are related to delusional ideation in healthy individuals. *Neuropsychologia* 48: 4169-4172, 2010.

（39）マーク・ソームズ（岸本寛史，佐渡忠洋訳）『意識はどこから生まれてくるのか』青土社，2021 年

（40）Choi, M., Tani, J.: Predictive coding for dynamic visual processing: Development of functional hierarchy in a multiple spatiotemporal scales RNN model. *Neural Comput* 30: 237-270, 2018.

（41）Wirkuttis, N., Tani, J.: Leading or following? Dyadic robot imitative interaction using the active inference framework. *IEEE Robot Autom Lett* 6: 6024-6031, 2021.

（42）Tani, J.: *Exploring Robotic Minds: Actions, Symbols, and Consciousness as Self-Organizing Dynamic Phenomena.* Oxford University Press, 2016.

（43）谷淳（石渡崇文訳）「脳型ロボット研究に基づく意識及び自由意志の統合的な理解」平井靖史，藤田尚志，安孫子信編『ベルクソン「物質と記憶」を再起動する―拡張ベルクソン主義の諸展望』書肆心水，2018 年

（44）Holyoak, K.J., Thagard, P.: *Mental Leaps: Analogy in Creative Thought.* MIT Press, 1995.（鈴木宏昭，河原哲雄監訳『アナロジーの力―認知科学の新しい探求』新曜社認知科学選書，1998 年）

（45）宗田卓史，国里愛彦，片平健太郎他「計算神経科学と精神医学―情報の観点から精神疾患を見る」加藤忠史責任編集，山脇成人，神庭重信総監修『精神医学の科学的基盤（精神医学の基盤4)』学樹書院，2020 年

（46）山下祐一「脳の計算理論に基づく発達障害の病態理解」内海健，清水光恵，鈴木國文編『発達障害の精神病理Ⅱ』星和書店，2020 年

第10章

反精神医学からスキゾ分析へ
——統合失調症と自然環境問題のあいだ

Murasawa Mahoro
村澤真保呂

フュシスとノモス

　「スキゾフレニー（統合失調症）とは何か」という問いは，精神医学を超えた射程をもつ問いである。実際，精神医学者たちも，スキゾフレニーについて精神医学の枠内だけで議論を重ねてきたわけではない。それどころか反対に，統合失調症をめぐる精神医学の議論は，ながらく哲学や芸術学，考古学，人類学など主に人文学に属する他分野の知見を取り入れつつ，学際的な観点からおこなわれてきた。それでも「スキゾフレニーとは何か」という問いに万人が納得する答えが出ているわけではないのだが，すでに現在は向精神薬の進歩と脳神経科学の発展により，またスキゾフレニーそれ自体の「軽症化」により，精神医学においても哲学的あるいは人類学的な観点からスキゾフレニーを理解する必要性は薄れつつある。

　にもかかわらず，この問いへの精神医学の取り組みが他分野にとって重要であるのは，確たる理由がある。それはまず，「狂気」は精神医学以外の他の人文・社会科学の領域においても重要な対象だからである。さらに精神医学は「狂気」を具体的に扱う唯一の学術領域であり，そこでスキゾフレニーは「狂気」の典型とみなされてきた疾患だからである。

人文学や社会科学が対象とする世界の多くは，あるいは私たちの私的・公的な生活領域の多くは，何らかの「秩序」があることを前提としている。それは物理法則に従う自然科学的秩序ではなく，価値や嗜好，利益や合法性，情動や理性といった人間的あるいは精神的な秩序が支配する世界であり，古代ギリシャの言葉を借りれば「ノモス（人為）」の世界である。しかし周知のように，その秩序は完全でも永久でもなく，ちょっとした契機で機能不全や解体に陥る。そのとき私たちは，その秩序が「病理的である」もしくは「狂った」と表現する。この観点からすると，「狂気」や「病い」という概念は，精神的領域にとどまらず，人間的世界のあらゆる領域，たとえば社会や経済や政治にも共通する秩序解体の現象を指していることがわかる。

　しかし古来より人々は，ノモスを超えたところに，それとは異なる秩序の実在を想定していた。すなわち「フュシス（自然）」である。これは古代ギリシャに特有の考え方ではなく，多くの文化に共通する観点である。たとえば杜甫の漢詩「春望」の有名な一句「国破れて山河あり」は，「国」という人為的構築物（ノモス）が解体した果てに，「山河」すなわち自然（フュシス）を目の当たりにした状況を詠んだものである。また多くのアニミズム的宗教は，人間的領域の外側にある自然的領域を，神や精霊などの非物質的実在の概念によって捉え，それらの実在によって人間世界は支えられていると捉えてきた。これらの観点に共通するのは，人間的領域は自然的領域の一部であり，自然的領域を前提として成立するという世界観である。

　近代になるとフュシスは「物質」に還元された。それはフュシスを対象とした古代の学術（フュシカ）が「自然学（physics）」，近代のそれは「物理学（physics）」というように，日本語で訳語が区別されることに象徴される。近代医学でも「病い」や「狂気」は物質的領域のうちに原因を求められるようになり，神々や精気，動物磁気などの概念は「非科学的」として否定されたが，それでも「狂気」の原因を「自然」の領域に求める点で

は，私たちも古代人と変わりはない。たんに時代や文化による自然観の違いによって，「病い」や「狂気」の探求の仕方も捉え方も異なるだけのことである。そのことを踏まえると，逆に「狂気」のほうこそが自然と人間の関係を問うものであり，したがって私たちの世界観の基盤——人間とは何か，あるいは文明とは何か——を問うものであることがわかる。そして精神医学はスキゾフレニーを通じてつねにこの問いに向き合い，多くの議論を重ねてきた。

　そうであれば，ひとたび精神医学の対象の固有性——個人，精神，脳など——を脇に置いて，精神医学におけるスキゾフレニーの議論を，自然的秩序（フュシス）と人間的秩序（ノモス）の関係をめぐる哲学的水準の議論として捉え直すなら，それは人間的秩序の解体現象としての社会病理を扱う社会科学にも，また具体的な自然的秩序の解体現象としての自然環境問題を扱う環境科学にも，共通の視座を与えるものとなるだろう。

　本稿の主題は，「スキゾフレニーとは何か」という問いを，精神医学に固有の領域に閉じ込めるのではなく，社会病理や環境問題も含む広い領域に開く可能性を模索することにある。別の言い方をすれば，それは精神医学の治療論のうちに，社会病理や自然環境問題に応用するための視座を探ることである。ただし，この主題を正面から論じるには紙幅も筆者の力量もおおいに不足しており，部分的な素描にとどまることは読者にご寛恕いただくとして，本稿では反精神医学のロナルド・D・レインの議論を出発点として取り上げ，その系譜から精神医学を社会病理や自然環境問題と結んだことで知られるフェリックス・ガタリの「スキゾ分析」が生まれる道筋を明らかにすることで，上記の主題を素描してみたい。

スキゾフレニーと社会

(1) 反精神医学が残したもの

　60年代のデイヴィッド・クーパーやレインらに代表される反精神医学が，

それまでの精神医学のあり方に大きな影響を与えたことは否定できない。一般的な観点からすると，反精神医学は既存の精神医学が内包する権力構造そのものが「患者」をつくりだしている側面を批判し，そのような精神医学のあり方から脱却することを主張したとみなされている。つまり既存の精神医学は，精神に不調をきたして社会適応が難しくなった人を「患者」とみなし，薬物の大量投与と監禁により収益を上げるばかりか，その「患者」の治癒と社会復帰を不可能にする装置になっている，というわけである。このような観点に立った反精神医学の代表者の一人であるクーパーは，スキゾフレニーは精神医学がつくりだした観念的実在ないし「ラベル」にすぎない，と主張した。クーパーらが主導した反精神医学は，そのような主張を通じて既存の精神医学界に反省を促すとともに，同時期の学術的潮流と結びついて，権力による抑圧からの解放を求める当時の労働運動や学生運動，さらにその後のさまざまな学術分野にも影響を与えることになった。

　たとえばアメリカのシカゴ学派を代表する社会学者アーヴィング・ゴフマンは，主著『アサイラム』(1961) において，医師の診断により「患者」という「烙印（スティグマ）」を押された人は，医師とのあいだの権力関係を内面化し，実際に「患者」としてふさわしい振る舞いと人格になっていくことを明らかにした。こうしてゴフマンは「スティグマ理論」の創始者となるとともに，反精神医学や公民権運動，女性解放運動と結びついて，現在の社会学の主流の考え方である「社会構築主義」——社会的事物は認識の社会的枠組みによってつくりだされているという考え方——の源流となった。またフランスの歴史学者ミシェル・フーコーの『狂気の歴史』(1961) は，「狂気」が社会的権力によって規定される側面に着目し，その後の社会科学に多大な影響を与えることになった。両者——および同時代の多くの批判的知識人——に共通しているのは，精神医学における「正常／異常」「正気／狂気」の区別が純粋に医学的な区別であるよりはむしろ社会的・道徳的な区別であること，その区別は精神医学および精神医学が依拠する

社会秩序や政治権力の維持を前提としたものであることを明らかにしたことにある。

　反精神医学は，医師と患者の権力関係が引き起こす問題についての彼らの研究成果を吸収しながら発展し，またそれらの研究と合流することで，先に述べたように社会科学や人文科学の社会的権力の研究を後押ししたばかりでなく，当時の労働運動や市民運動にも影響を与えた。その意味で反精神医学が果たした歴史的役割は大きい。しかし反精神医学が取り組んだのは，社会的権力の問題に尽きるものではない。筆者の観点からみて重要なのは，それとペアになるもう１つの問題，すなわち社会的権力が「患者」をつくりだし，その「狂気」を治癒不能なものとして固定化するとしたら，逆にその治癒を可能にするものは何なのか，という問題である。

(2) レインと「自然治癒過程」

　この問題について，クーパーと並ぶもう一人の反精神医学の中心人物であったレインの主張を取り上げよう。レインはフーコーとゴフマンの仕事を参照しつつ次のように述べる。

> 　〈分裂病〉という〈状態〉など存在しはしないのです。分裂病というレッテルが貼られることは１つの社会的事実であり，この社会的事実とは１つの政治的出来事なのです。［…］レッテルを貼られた人間は，家族，家庭医，精神衛生関係官，精神科医，看護婦，ソーシャルワーカー，そしてしばしば仲間の患者たちまで加わっての一致した連携（「共謀」）行為によって，患者という役割のみならず，患者としての人生の道程を歩み始めさせられるのです。[(2)]

　このようにレインが述べるのは，しかしながらスキゾフレニーの実在を否定するためではない。それは，スキゾフレニーを通常の医学的「診断名」が意味する「異常な状態」すなわち「症状」としてではなく，正常な「プロセス」と捉えるべきだという観点に立つからである。レインは客観的な

「外的世界」と主観的な「内的世界」を区別し、「われわれがたいていの場合理解しないのは内的世界の実在性なのです」と述べたうえで、スキゾフレニーの経験は「内的世界」における「旅」であると主張する。

　　この旅は次のようなものとして経験されます。つまり「内」へ向かっての絶えざる進行、人間の個人の生活を貫ぬいての遡行、そしてすべての人類の、原初的人間のアダムの経験への、そしてまたおそらく動物植物鉱物であることへの遡行貫通超越として経験されます。この旅には、しかし、行くべき道を見失う可能性も多くあります。混乱したり、部分的な失敗をしたり、そして最後に難破したりする可能性があります。多くの恐ろしい怪物や霊魂や悪魔に出会わねばなりません。そしてそれらにうちかつこともあるし、うちかてないこともあるのです。

　この内的世界の旅を、レインは「自然治癒過程」と捉える。というのもレインによれば、スキゾフレニーあるいは「狂気」は、個人が社会的に共有された客観的な「外的世界」から何らかの理由で一時的に離脱し、「内的世界」の旅路に入った後、ふたたび「外的世界」へ帰ってくるという「プロセス」だからである。また、それは非西欧的社会における「成人儀式（通過儀礼）」や近代以前の宗教的社会における人々の経験にみられたもので、「死や生を与えることや生を与えられることと同様に、自然なこと」だからである。しかし、精神医学がその人を「患者」として扱い、その「内面世界の旅」を薬物投与や監禁によって無理やりに止めてしまうと、その人はもはや「内的世界」に閉じ込められたまま「外的世界」へ戻ることができなくなり、その後の人生をずっと「患者」として過ごすことになる。このように自然の「プロセス」が中断されることで人為的に「患者」とその「状態」すなわち「症状」がつくりだされるのだとしたら、精神医学のこれまでの治療についての考え方は根底から見直されなければならないことになる。こうした考え方にもとづいて、レインは次のような治療の

観点を提起する。

　　われわれの時代ほど，この自然治癒過程を貶価し，それに拮抗する禁止や
妨害を加えた時代はかつてなかったのです。人間の挫折に対する一種の修繕
工場である精神病院のかわりに，われわれが要求したいのは，旅をした人が，
したがって精神科医やその他の健康な人間よりもはるかに自分を失っている
かもしれない人が，そこにおいてさらにいっそう内的時空へと入っていく道
を見出し，そしてもう一度そこから帰ってくる道を見出しうるような場所な
のです。[6]

　このような主張をするレインが，スキゾフレニーを「フュシス（自然）」
の領域において捉えていることは明白だろう。そこにみられるのは，スキ
ゾフレニーはほんらい「自然」のプロセスであり，それを「社会」が抑圧
することが「患者」と「症状」をつくりだし，その状態を固定化するのだ
から，逆に患者を社会から解放して「自然」へと戻すなら「症状」はおの
ずと治癒に向かうはずだ，という観点である。しかし，具体的にそれはど
のようにすればよいのか，本質的に社会的存在である人間にとって現実に
それは可能なのか？　レインの実験的な治療共同体（キングスレイ・ホール）
の取り組みはこの問いに答えようとする試みだったように思われる。ここ
でその成否の評価は控えるが，それがきわめて困難な課題であったことは
容易に推測される。

反精神医学／制度論的精神療法／精神分析
　　――アルトーを媒介に

(1) アルトーと「器官なき身体」
　ポルトガルの心理学者・思想家であるズビグニェフ・コトヴィッチは，
近年邦訳された卓抜なレイン論において，アントナン・アルトーがレイン[7]

に与えた密やかな影響を論じるために，わざわざ1つの章を割いている。ここで「密やかな」と述べたのは，レインの著作でアルトーが例に出されることはあっても，具体的に論じられた箇所がないからである。にもかかわらずコトヴィッチがアルトーを取り上げたのは，『経験の政治学』の最後の章に掲載された文学的エッセイ「極楽鳥」によりレインが人々から「狂った」とみなされたことに対して，その通俗的見解を否定するためである。コトヴィッチによれば，このエッセイはアルトーの文学作品ときわめて親和性が高く，レインがアルトーから受けた影響もしくはレインに対するアルトーの思想的影響を雄弁に物語る作品とされる[8]。以下，アルトーの思想について簡潔に紹介する。

　19世紀末に生まれたアルトーは当時盛んだったシュルレアリスム運動に参加するが，しばらくして失望し，運動から離れる。そして1936年，革命後の混乱が続くメキシコを訪れ，数ヵ月にわたりアメリカ先住民であるタラウマラ族のもとで生活し，「シグリ」と呼ばれる大地の精霊と一体化する秘儀を授けられ，世界観が一変することになる。その秘儀を通じてアルトーは，大地の精霊が自己の中に入り，その精霊と自己が合体して新たな自己が生まれる体験をした。それはわかりやすく言えば「憑依」体験であり，その体験を通じて彼は，自己の外にあるはずの「大地」が内側の「自己」と融合し，内的世界と外的世界の区別をもたない新たな主体の認識を得たのである。そこからアルトーは，それまで「自己」として認識されていた身体や意識は虚偽の実体であり，大地の精霊と合体した新たな自己こそが真の実体であると考えた。

　その後ヨーロッパに戻ったアルトーは，その言動の奇矯さのために警察に捕まり，精神鑑定を担当した精神科医（この人物はジャック・ラカンと推測されている[9]）によりスキゾフレニーと診断され，精神病院への収容と電気ショック療法に苦しみぬくことになる。9年後，仲間の助力により退院したアルトーは芸術・文学活動を再開し，『ヴァン・ゴッホ―社会による自殺者』と『神の裁きと訣別するため』で名声を不動のものとする。この

2つの作品でアルトーは，社会的権力およびそれと結びついた精神医学が「狂気」を抑圧することにより，「患者」を人為的につくりだしていると告発したが，その主張はまさしく20年後の反精神医学の主張と同一である。

　アルトーによれば，「生きること」にとって「存在すること」は手段であり，逆に「生きること」は「存在すること」の目的である。生きるためには，自己の身体も含めた「存在」を維持する必要があり，食欲や睡眠欲などの身体的欲望を満たす必要がある。逆に「存在」が維持されているだけでは，充分に「生きている」とは言えず，動き回る亡者と変わらない。このような観点からアルトーは，「存在」の主体を「器官（としての身体）」，「生」の主体を「器官なき身体」と呼んで区別する。そして人間の社会は「器官なき身体」を抑圧することから成り立つとみなされる。なぜだろうか。

　人間はしばしば死への怖れにより，「生」よりも「存在」を目的とみなすようになる。いいかえれば自己の（生物的あるいは社会的な意味での）「存在」を維持するために「生」を抑圧するようになる。たとえばヒマラヤの未踏峰を目指す登山家にとって，危険な山に登ることは「生きること」と同義である。しかし生命の危険を考慮して，自己の「存在」を維持するために，しばしばその「生」を断念することもある。それはアルトーからすると，ほんらい「手段」にすぎない「存在」を「目的」とみなす倒錯的思考である。そして国家権力や宗教によって定められる法律や戒律などの諸制度は，各人の身体的存在を「維持」するための人為的装置であり，その目的は人間の「存在」の維持にとって妨げとなる「生」を抑圧し虐げることにある，とみなされる。

　ところで，アルトーにとって「生」の主体である「器官なき身体」は「大地」と同一視されるものであった。つまり，それは非人間的・非社会的な「フュシス（自然）」そのものである。そして「ノモス（人間社会）」はみずからを維持するために，「フュシス」を管理し，搾取し，利用することで成り立つ。そして「フュシス」が「ノモス」の秩序に反するとき，つまり「生＝自然」が既存の「存在＝社会」を脅かすとき，「ノモス」は「フュシ

ス」を徹底的に抑圧し，封じ込める。アルトーはそのような事態を「神の裁き」——というのも，「神」は人間の「存在」を維持するためにでっちあげられた想像上の観念だから，というのがアルトーの主張である——と呼び，それこそがスキゾフレニーの診断名のもとでゴッホや自分が受けた苦痛の原因であるとして，ほんらいの「生」を取り戻すために「神の裁き」と訣別することを訴えた。

このようなアルトーの思想は，たしかにコトヴィッチが見抜いたように，先ほどのレインの観点と深いところまで合致している。つまり一方に「器官なき身体（フュシス，生，プロセス）」があり，他方に「器官としての身体（ノモス，存在，状態）」がある。そしてほんらい後者は前者に奉仕すべき手段であるはずなのに，実際には前者を抑圧し，さらには後者の目的とされることが，スキゾフレニーの「患者」と「症状」をつくりだす原因であるのだから，そこから脱却するにはふたたび「フュシス」へと戻らなければならない，という思想である。

しかし，ここで述べたアルトーの思想は，当時は（さらに現在もなお）「狂人」の妄想とみなされる傾向が強かった。そしてレインもまた，当時の精神医学界において「狂った」とみなされ，現在もなお「鬼子」扱いされている。両者がともに社会や学術界から異端視される運命を辿ったのは偶然ではなく，ある意味では「反社会的」とみなされる両者の思想的共通性に由来した，必然的な結果であったように思われる。

(2) 制度論的精神療法へ

フランスの精神医療では，第二次大戦後に精神分析や地域精神医療が独自の発展を遂げた。なかでもジャン・ウリを中心とするラボルド病院では，60年代には「制度論的精神療法」と呼ばれる実験的な試みがおこなわれていた。この制度論的精神療法は，制度を人々が従うべき「ルール」や「掟」のようなものとみなさず，人々が自分自身のために自由につくったり組み直したりすることができる「道具」とみなすところに特徴がある。もう1

つの特徴は，治療者と患者のあいだの権力的関係をできるかぎりなくし，両者を共同で病院を運営する集団とみなすことである。後者の特徴は反精神医学の考え方にきわめて近いが，前者の制度にかんする観点は反精神医学の観点と大きく異なっている⁽¹⁰⁾。

　反精神医学においては，社会制度，とりわけ医師と患者という権力的な社会関係は，自然の治癒過程を阻害するものとみなされ，「ノモス（社会）」を離れて「自然（フュシス）」に戻ることが求められた。これは社会と自然が根本的に敵対するという観点に立っている。いいかえれば社会がつねに自然を搾取し，抑圧するという，両者のあいだの権力的関係を前提としている。しかし人間あるいは社会は，自然とほんとうに対立するものだろうか。人間も自然の一部であるという単純な事実にもとづけば，そのような対立的観点だけに依拠するのは問題があるのではないか――そのような疑念が浮かぶ。つまり「ノモス」から離れた「フュシス」の治療共同体をつくろうとしても，人間が根本的に社会的存在である以上，そこでつくられるのはやはり「ノモス」であり，結局のところ抑圧的構造を再生産することにしかならないのではないか，という疑念である。

　制度論的精神療法は，このような観点から反精神医学を批判的に検討することで，独自の治療論を打ち出した。かんたんに言えば制度論的精神療法は，「ノモス」が「フュシス」を圧倒することで「スキゾフレニー患者」がつくられるという反精神医学の主張を認めるものの，治療にあたっては「ノモス」から「フュシス」を切り離すのではなく，「ノモス」が「フュシス」に奉仕する方向を目指すべきだ，という観点に立つ。つまり「社会制度」がスキゾフレニー患者とその症状をつくりだす働きをしているのであれば，逆に患者とその症状の自然治癒を促す方向で「社会制度」を組み替えればよい，と考えるわけである。そのような考え方にもとづいて，制度論的精神療法では病院内のクラブ活動や日常生活を通じて患者の自然治癒過程を促すことが治療の中軸とされることになる。

(3) 精神分析との対比

　ところで制度論的精神療法は，フロイト＝ラカンの精神分析理論を基盤として，そこから発展した側面がある。というのも制度論的精神療法における「制度分析」の基本的手法は，患者の夢や発話などの言語的領域における精神分析の手法を応用し，「制度」に適用することから成り立っている。そこには中心人物であるウリがラカンの精神分析理論に強い影響を受けたことが反映されている。

　精神分析の基本的観点では，生まれたばかりの子どもは「欲動」，つまり生物的欲望しかもたない。その欲望は「快感原則」に支配され，最初の対象が「母親」である。しだいに子どもは母親を独占したいという性的欲望をもつようになり，父親をライバル視して，敵意を向けるようになる。しかし父親が自分より強力であることを知ると，子どもは母親への欲望を断念し，父親の定める掟に自主的に従うようになる——フロイトはこのように考え，その過程を「エディプス（オイディプス）・コンプレックス」と名づけた。そして，人間が欲望に流されて自己破壊的な方向に進まないためには，つまり自己の「存在」が社会的に維持されるためには，このエディプス・コンプレックスが不可欠であるとみなし，それこそは人間が社会化される根本的な原理であると考えた。逆に母親への欲望を断念できないまま，エディプス・コンプレックスの過程を経過しないことが，スキゾフレニーをはじめとする精神病圏の病理の本質にあると考えた。このようなフロイトの捉え方は，ノモスによるフュシスの抑圧を不可避と捉える観点にもとづいており，それはフロイトの精神疾患に関する議論だけでなく文明論にいたるまで，彼の思想全体を貫くモチーフとなっている[11]。

　このような精神分析の観点に立てば，先ほどのアルトーの「器官なき身体」の概念，つまり「存在」に優先する「生」の概念は，一種の自己破壊に向かう衝動（フロイトによれば「死の欲動」）とみなされる。そして事実アルトーは，ここで述べた精神分析の観点からスキゾフレニーと診断された。

　しかしアルトーの側からすれば，「生きること」を大地や自然から切り

離して個人的なものへと矮小化し，次いでそれを「母親への性的欲望」に限定し，さらにその欲望さえも断念して「存在すること」を欲望するようになることを正常とみなす精神分析の考え方は，二重にも三重にも倒錯していることになる。つまり精神分析は人々の「社会化」を強制し「生」を抑圧し，スキゾフレニー患者をつくりだす社会体制に奉仕する思想とみなされる。

このようにアルトーの「生」と「存在」の区別を介在させると，アルトーと観点を共有するレインの反精神医学は，精神分析と真逆の思想的基盤に立っていることがわかる。そして反精神医学のスキゾフレニー観を継承しつつ，精神分析の方法論を採用する制度論的精神療法は，両者を仲介する観点に立つことにより，理論的に大きな難題を抱えることが見て取れる。つまり両者がともに成り立つためには，精神分析の基盤にあるエディプス・コンプレックスに代表される人間観（およびスキゾフレニー観）を否定しなければならないという問題である。

そのことを明示するために，おおざっぱではあるがアルトー，反精神医学（レイン），精神分析，制度論的精神療法のそれぞれの基本的な観点を以下の表（表10-1）にまとめる。

ガタリのスキゾ分析

ラボルド病院でジャン・ウリとともに制度論的精神療法に取り組んでいたガタリは，上記のような制度論的精神療法に内在する理論的問題を克服するために，精神分析のスキゾフレニー観と訣別し，独自の仕方で制度論的精神療法を発展させた。ガタリはそれを「スキゾ分析」と名づけた。[12]

スキゾ分析は基本的な観点を制度論的精神療法と共有するものの，次の点で大きく異なっている。1つは先に述べたフロイト＝ラカンの精神分析理論との訣別であり，もう1つはミクロ／マクロの領域の区別を導入したことである。以下，ガタリのスキゾ分析の特徴について，基本図式（四機

表 10-1　アルトー，反精神医学，精神分析，制度論的精神療法の比較

	自然（フュシス）	社会（ノモス）	両者の関係／治療方針
アルトー	生きること（器官なき身体）	存在すること（器官）	後者による前者の抑圧が病理を生む 前者の後者からの解放が治癒につながる
反精神医学	自然治癒過程	社会制度・精神医学	後者による前者の抑圧がスキゾフレニー患者をつくる 前者の後者からの解放により自然治癒過程が促される
精神分析	母親への欲望	父親による禁止	後者による前者の抑圧が機能しないことがスキゾフレニーの原因 前者の後者による抑圧を促すことで克服される
制度論的精神療法	自然治癒過程	社会制度	後者による前者の抑圧がスキゾフレニー患者をつくる 後者が前者にたいして協調的に奉仕することで自然治癒過程が促される

能図式）を参照しながら説明する（図 10-1）。

（1）基本的な考え方

　最初に，精神内世界が区別される。これは図の左側と右側の区別に相当する。左側の領域は，かんたんに言えば物質的な「モノ」の世界であり，レインの言い方では「状態」，アルトーの言い方では「存在」の世界である。つまり個々の事物からなる全体としての世界であり，個々の人間存在からなる全体としての社会である。ガタリはそれを事物とそのネットワークからなる「客観的」な領域とみなす。右側の領域は，かんたんに言えば非物質的な「コト」の世界であり，レインの言い方では「プロセス」である。つまり精神内において出来事の連鎖として捉えられた世界であり，ガタリはそれを言葉や論理によっては適切に把握されない，主として願望や情動によって駆動される「主観的」な領域とみなす。そして，この2つはどちらも同等の実在性をそなえていると考える。

　たとえば恋人からプレゼントされた手編みの「セーター」を例に挙げれ

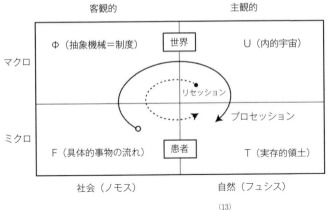

図 10-1　ガタリの四機能図式 ⁽¹³⁾

ば，それは客観的領域においては，毛糸を使用した冬用衣料を指すにすぎ
ない。しかし主観的領域においては，恋人が自分のことを思いつつ何日も
徹夜して編んでいる情景の想像と結びついて，「愛情」や「こころ」とい
った非物質的な実在を指すものとなる。あるいは「山」という事物は，客
観的領域においては巨大な大きさの土の塊とそこに生える木々の集合体で
ある。おそらく都会生活に慣れた多くの人々にとって，山はそのような物
質的実在でしかない。しかし自給自足生活を営んでいた中世農村の人にと
って，それは先祖代々にわたり自分たちの生存を支え，感謝の念を抱かせ
る「山の神」という精神的実在でもあっただろう。

　この2つの領域の異なる種類の実在は，実際の私たちの認識においては
入り交じっている。つまり客観的領域と主観的領域のあいだには並行関係
があるとともに，対立や相互交流がある。しかし，客観的領域が主観的領
域を過度に抑制したり，逆に主観的領域が客観的領域にその限度を超えて
現れたりして，2つの領域のバランスが崩れるとき，幻覚や妄想，憑依と
いった非日常的現象が生じる。そして精神疾患は多くの場合，客観的領域
による主観的領域への侵襲や抑圧に由来する。それこそはアルトーが告発
し，反精神医学が批判した，社会的権力によるスキゾフレニー患者の人為

的形成である。ガタリの「スキゾ分析」は，このようなアルトーと反精神医学の観点を継承しつつ，さらに別の区別を設けることで，反精神医学とも制度論的精神療法とも異なる観点を導入する。

(2) ミクロとマクロ

それはミクロとマクロの区別であり，図では上側と下側の区別に相当する。右側の主観的世界においては，右上の内的宇宙（U）がマクロな全体である。それを構成するもっとも重要なミクロ要素は「自己」である。というのも内的宇宙の中心に自己とその居場所（T）をもつこと——わかりやすくいえば，自分の内的世界において自分の人生の主人公が自分自身であること——が，自己の「実存」をもたらし，また「生きること」に意味を与えるからである。

ガタリがスキゾフレニーのうちに見いだすのは，内的宇宙（U）から自己（T）が疎外される状況，つまりUとTの結びつきの解体である。ガタリによれば，UとTの結びつきこそはアルトーが「器官なき身体」の概念によって表現したものであり，それは自己の実存を成り立たせ，「生きること」の核心にあるもので，スキゾフレニーの治療はその結びつきを回復することにあるとみなされる。

ところで先に述べたように，精神内の宇宙から自己の居場所が失われたり自己が排除されたりするのは，多くのばあい外的要因による。つまり精神の外側にある社会の価値観や制度が精神内に取り込まれ，既存の内的宇宙が変容する，つまり主観的世界が客観的世界に飲み込まれることに由来する。このような客観的世界，すなわち社会が「Φ（抽象機械）」と呼ばれる。というのも客観的世界は具体的な個々の事物や人間を要素として機能しながらも，全体として抽象的なシステムとして個人の前にそびえているからである。このように周囲の具体的な他者たち（ラカンなら「小文字の他者」と呼ぶもの）が「F（具体的な事物の流れ）」であり，その複合体としての抽象的世界の全体（ラカンなら「大文字の他者」と呼ぶもの）が「Φ（抽象機械）」

である。ここでFは個々の事物や人間などのミクロな要素，Φはそれを要素とする社会全体，つまりマクロな次元として区別される。

　ただし，この区別は相対的である。ガタリの理論はラカンの精神分析理論から強い影響を受けているものの，その区別を絶対的なものとするラカンの「大文字の他者」とガタリの「抽象機械」のあいだの違いは，きわめて明確である。というのも前者が具体的な事物から超越した「一者」であるのに対して，後者は観念的に捉えられる側面が強いとはいえ，具体的な個々の事物が結びついた「総体」を意味するからである。わかりやすくするためにコンピュータ・ネットワークを例にすると，ラカンの観点はインターネットが普及する以前の企業内ネットワークで主流だった中央集権的な「サーバー／クライアント」方式に近い。すなわち，中心のサーバーが「大文字の他者」，端末のクライアントが「小文字の他者」として捉えられ，サーバーはクライアントに超越している。それに対して，ガタリの観点は現在のインターネットで用いられている「ピアツーピア」方式，つまり中心が存在せず，すべての端末（F）が結びついて構成されるネットワーク（Φ）にたとえられる。つまり，そこには個々の端末を超越した「一者」——それはフロイトにおいては「父」，ラカンにおいては「父の名」と呼ばれる——は存在しないのである。この点においてガタリのスキゾ分析は，フロイト＝ラカンの精神分析と観点を共有するウリの制度論的精神療法から離れることになる。

　ここでガタリの基本的なスキゾフレニー観をまとめると，次のようになる。まず患者は，自己も含めた社会的存在（F）を具体的な仕方で認識し，さらにそれらの総体として社会（Φ）を認識する。そのように認識された社会が，かりに患者の精神内の宇宙（U）と激しく対立し，かつそれより強力であれば，その社会は患者の内的宇宙を浸食し，その結果として患者は自己の精神内の世界から実存的に排除され，自己の精神世界の中で居場所（T）を失うことになる。たとえば伝統的な宗教的世界観の中に自己の実存を位置づけていた人が，近代社会の合理的世界観に圧倒され，その合

理的世界観を信奉するようになったとする。すると，彼はそれまでの自己を「蒙昧」「無意味」とみなし，新たな世界観にもとづいて自己を再構築する。しかし何らかの理由（既存の人間関係への愛着や信頼など）によりそうすることができなければ，その世界観から自己自身が排除されるとともに，社会の側からも「異常」とみなされ，排除されることになる。ガタリによれば後者の状況，すなわち一種の自己疎外と社会的疎外が重なる状況が，スキゾフレニー患者が置かれている状況である。

(3) 社会組織への適用

このように F → Φ → U → T へと進む症状形成の流れをガタリは「プロセッション」と呼び，具体的な治療はその流れを修正することが基本方針となる。すなわち，患者を取り巻く外的諸要素（生活環境や人間関係の構成要素）を組み替えることで，しだいに患者の外的世界が変化していくと，それと並行して内的宇宙が組み替えられ，ときに患者はそこに自己の実存的な居場所を見いだす。そのとき患者の「器官なき身体」が回復し，治癒が始まる。つまり患者は自己の内的世界において，自己の生きる意味を回復することになる。

他方，治癒の流れはそれと逆の方向で進行する。つまり患者は内的世界において新たな自己のあり方を見いだすと，今度は外的世界に対する見方も変わり，結果として周囲の人間関係も変えていくことになる。このように T → U → Φ → F へと進む治癒の流れを，ガタリは「リセッション」と呼ぶ。これはレインが「自然治癒過程」と呼んだものとほぼ同義である。ただしプロセッションの働きそれ自体にスキゾフレニーの原因を求め，リセッションの働きを解放することに治療の方向性を見いだしたレインとは異なり，ガタリはプロセッションとリセッションの関係を修復することに治療の方向性を見いだす。ガタリ（とドゥルーズ）のスキゾフレニー概念が，精神医学の対象を超えて，自然環境問題や社会問題にまで適用される広い意味をもつことになるのは，そこに理由がある。

ここでは社会的領域への適用例として企業組織を挙げよう。企業組織は，一方では部長や課長などの職務上のヒエラルキー，職務規程や条例などの規範からなる，きわめて制度化された，トップダウン型の公的集団（フォーマル・グループ）である。他方，このような「表の顔」とは別に，休憩時間内の同僚との私的な会話，現場での自発的な創意工夫，労働組合における経営問題についての熱心な議論がおこなわれる，非公的集団（インフォーマル・グループ）としての「裏の顔」もある。そして企業の個々の労働者が働く現場は，この２つの側面が混じり合っているのが通常である。労働者は非公的側面における活動を通じて，企業組織内における自己の役割と意味を見いだし，愛着をもって企業の発展に尽くそうとする。他方で管理職は，労働者の自発性と意欲を前提としつつ，ヒエラルキーと制度を通じて企業内秩序を維持しようとする。この両者はミクロな領域すなわち現場において，またマクロな領域すなわち労働争議において衝突することもあれば，立場の違いを超えて協調することもある。そして実際に企業の生産性の鍵を握っているのは，有名な「ホーソン研究」が明らかにしたように，インフォーマル・グループのほうである。[15]

　先ほどの四機能図式を参照すれば，一方の労働者のインフォーマル・グループ（労働組合を含む）とその企業観が右の「主観的領域」の側に，他方でフォーマル・グループとその企業観が左の「客観的領域」の側にそのまま当てはまる。ここで経営陣と管理職が，徹底的に労働組合を弾圧し，トップダウン式の制度的な企業観を徹底させる場合を考えてみよう。それまで労働者が抱いていた企業組織への主観的愛着は失われ，主観的に把握されていた組織における自己の役割と意味は上司が与える外的な評価に代えられ，上司に絶対従属することが求められ，その結果として労働者の自発性が失われる。事故やハラスメントなどの不祥事が頻発するのは，そのような組織改革が進行し，企業現場から自発性が失われたときである。

　たとえばJR西日本の福知山線列車事故について検討した「安全フォローアップ会議報告書」[16]の「第3章　福知山線列車事故に関わる組織的・構

造的問題点の分析と課題」では，国鉄民営化以後の強烈な管理主義と規範主義によって労働現場の自発的解決能力が奪われてしまったことが事故の原因の1つとして挙げられている。この指摘が，国鉄民営化にあたり政府と産業界，メディアが一体となって国鉄の労働組合を徹底的に弱体化させ，労働者共同体が解体したことを示唆していることは一目瞭然であろう。すなわちマクロ領域において経営陣と労働組合が互いの企業観（ΦとU）を調和させることなく，経営陣の企業観だけが貫徹されてしまうと，ミクロ領域において制度的規範に従属する労働者（F）として振る舞うことだけが優先され，そのために自発的に対処する主体性（T）が失われ，結果として不慮の出来事に対応できず，事故が生じることになる。

この場合，事故は先ほどの「プロセッション」の暴走によるスキゾフレニーの形成に相当する。つまり事故を防ぐためには，「リセッション」の流れと「プロセッション」の流れの対立があり，その対立を前提としたうえで，両者の調和を獲得すること（たとえば経営陣と労働組合による議論と合意）が必要なのである。というのも社会が自然なしに存立できないように，経営陣がどれほど功利的かつ合理的な経営体制を実現しようとしても，企業活動そのものは労働者の自発性なしに成り立たない。そして労働者の自発性は働きがいや喜びなどの「情動」とそれによって結ばれた労働者共同体，すなわち「フュシス（自然）」の領域にあり，制度や規範など「ノモス（人為）」によってつくりだすことができないのである。

(4) 自然環境問題への適用

ここで述べた企業と事故との関係は，そのまま市民社会と社会問題（テロや暴動，犯罪など）との関係にも広く当てはまるのだが，紙数の関係から割愛するとして，最後に自然環境問題について簡略に述べてみたい。というのも，現在の自然環境危機は，まさに人類が「ノモス（人為）」によって「自然（フュシス）」を徹底的に改変し，利用し，収奪した結果，人類の存在を脅かす状況がつくりだされたことを意味しているからである。

たとえば近年のアメリカの農家を悩ませている「スーパー雑草」問題がある。アメリカで農業生産を効率化するために，強力な除草剤と殺虫剤とともに，その除草剤と殺虫剤に耐性をもつ作物を遺伝子組み換え技術によって開発し，両者を組み合わせることで作物生産を省力化しようとした結果，雑草も除草剤に耐性をもつようになり，もはや除草剤が効かない「スーパー雑草」がはびこるようになった問題である。[17]これは医療における耐性菌問題とよく似ており，いずれも「人為（科学技術）」によって自然をコントロールしようとした結果，コントロール不能な状況に陥った例である。

　あるいは目下の課題である新型コロナ禍を取り上げると，これも人類が自然環境を過度に開発し，都市化を進めた結果として，これまで人類が踏み入れたことのなかった森林の奥地に存在していた未知のウイルスが人間界に入り込み，伝染した結果である。ほかにも，ダム建設や護岸工事などの自然河川の改修を過度に進めたことで，河川に繁殖する生物種が減り，ひいては海に流れ込む栄養素が減って近海魚の漁獲高が激減するなど，人間がみずからの存立基盤である自然を人為的に改変・破壊した結果，人間の活動が脅かされることになった例は枚挙に暇がない。

　いずれの自然環境問題の例も，マクロ領域における人間界と自然界のあいだの対立（病気や雑草，天候不順など）を解決するために，科学や市場，政府などの「Φ（抽象機械）」の論理を，それとは異なる論理（すなわちエコロジー）から成り立っている自然界（U）に対して徹底的に適用したことに原因がある。これは先に述べた社会的領域において社会問題が，精神的領域においてスキゾフレニーがつくられるメカニズムと共通する。その観点に立てば，先の「スーパー雑草」や「福知山線列車事故」は農地や企業組織における「スキゾフレニー」であり，精神医学における「スキゾフレニー」は漁業における「近海魚の漁獲高激減」であると言うことができるかもしれない。

　そうであれば環境危機と社会病理，精神疾患は，領域は異なるもののそのメカニズムは共通であり，「人間（ノモス）」の過度な拡大による「自然（フ

ュシス）」の機能不全ないし両者の関係の失調に由来している。すなわち，それらはいずれも「エコロジー的危機」に由来している。そして，その危機が自然環境，社会病理，精神疾患という３つの領域にそれぞれの仕方で現れるのだとしたら，精神医療におけるスキゾフレニーへの取り組みは，社会組織における社会病理への取り組み，地球世界における自然環境問題への取り組みと根底において共通するものであるはずだろう[18]。

おわりに

　紙数も超過しているので，このあたりで締めくくりたい。本稿では反精神医学からガタリのスキゾ分析へといたる思想的系譜を探ることを通じて，社会病理や自然環境問題とスキゾフレニーのあいだのつながりを素描した。筆者が精神医学の門外漢であることから，精神医学の具体的な対象であるスキゾフレニーについては大雑把かつ曖昧な議論しかできなかったことについては，重ねてお詫びしたい。

　そうしたことを承知のうえで，なお「統合失調症（スキゾフレニー）とは何か」という問いについて，さしあたりの答えを述べるとしたら，こうなるだろう——それは社会（ノモス）による自然（フュシス）の解体現象を意味する概念であり，個人においては「精神内の宇宙」と自己の実存的結びつきの喪失（およびそれに由来する自然治癒過程の機能不全）として経験され，人間集団においては「共同体」と成員の結びつきの喪失（およびそれに由来する個々の社会病理）として経験され，世界全体においては「自然環境」と人類の結びつきの喪失（およびそれに由来する個々の環境問題）として経験されるような，メカニズムにおいて共通の現象，すなわちエコロジー的危機を指す概念である。そうであれば，精神医学のスキゾフレニーをめぐる議論とその治療論は，今後私たちがさまざまな社会病理や自然環境問題を理解し，解決を探るための基本的な視座として，また解決を図るためのモデルとして，大きな有効性をそなえているはずである。

［文献・注］

(1) 内海健『「分裂病」の消滅―精神病理学を超えて』青土社，2003 年。序文で著者は，かつて「究極の狂気」とされた「分裂病」がしだいに軽症化し，「正常」の範疇に入れられていく過程で，いずれ消滅する可能性を肯定しつつ，それでも「狂気は本当に消失するのだろうか」と問いかけている。

(2) R・D・レイン（笠原嘉・塚本嘉寿訳）『経験の政治学』みすず書房，1973 年，128 頁

(3) 前掲書，132 頁

(4) 前掲書，133 頁

(5) 前掲書，132 頁

(6) 前掲書，135 頁（傍点は原文ママ）

(7) ズビグニェフ・コトヴィッチ（細澤仁，筒井亮太訳）『R.D. レインと反精神医学の道』日本評論社，2020 年

(8) レインの盟友だったクーパーもアルトーの主張をしばしば参照している。長期にわたり精神病院に監禁され，電気ショック療法を受け続けて身体的に廃人同様になったアルトーによる告発は，反精神医学の主題である「精神医学の暴力性」を具体的に証言した先行事例として，当時の反精神医学に広く影響を与えていたと推測される。D・クーパー（野口雅也，橋本雅雄訳）「第 1 章　暴力と精神医学」『反精神医学』岩崎学術出版社，1974 年参照。

(9) A・アルトー（宇野邦一，鈴木創士訳）『神の裁きと訣別するため』河出文庫，2006 年，訳者による註（174 頁）を参照。

(10) 制度論的精神療法についてはすでに国内でも多くの研究が現れているが，ここでは主にフェリックス・ガタリ，ジャン・ウリ，フランソワ・トスケル（杉村昌昭，三脇康生，村澤真保呂編訳）『精神の管理社会をどう超えるか？―制度論的精神療法の現場から』松籟社，2000 年に依拠する。

(11) とくに「文化への不満」（高橋義孝他訳『フロイト著作集 3　文化・芸術論』人文書院，1969 年，431-496 頁）でフロイトは，文明状態（ノモス）が維持されるためには性的欲求（フュシス）の抑圧が避けられないという前提に立ち，文明の進展によって全人類が神経症化する可能性を真剣に論じている。

(12) 以下の説明は，フェリックス・ガタリ（宇波彰，吉沢順訳）『分裂分析的地図作成法』紀伊國屋書店，1998 年に依拠する。

(13) この図は前掲書に挙げられた複数の図式を，筆者が本書の主題にあわせて取捨選択し，1 つの図にまとめたものである。

(14) 実際のガタリの治療論は『分裂分析的地図作成法』（前掲）を開けばわかるように，きわめて詳細かつ抽象度の高い議論を重ねており，ここではあくまでガタリの基本的な観点を整理し，治療論の入口を示したにすぎないことを強調しておく。

(15) 1920 年代，アメリカの社会学者エルトン・メイヨーとフリッツ・レスリスバーガーによるウェスタン・エレクトリック社のホーソン工場でおこなわれた実験は「ホーソン研究」と呼ばれ，現場の私的人間関係からなるインフォーマル・グループの

存在が企業の生産力向上に大きな役割を果たしていることが明らかにされた。彼らの主張は，それまで経営管理論の主流であったフレデリック・テイラーの「科学的管理法（上意下達の徹底した労働管理）」の主張と正反対であったことから，大きな議論を呼んだ。ホーソン研究の内容については以下の論文を参照。Parsons, H.M.: What happened at Hawthorne? *Science* 183: 922-932, 1974.

（16）報告書は JR西日本のウェブサイト（https://www.westjr.co.jp/safety/fukuchiyama/followup/）にて公開されている。なお，企業事故をガタリのスキゾ分析の対象として捉える観点については，ガタリ著作についての共同研究者である有馬景一郎氏から示唆をいただいた。この場を借りてお礼を申し上げる。

（17）マリー＝モニク・ロバン（村澤真保呂，上尾正道訳，戸田清監修）『モンサント―世界の農業を支配する遺伝子組み換え企業』作品社，2015年，第10章を参照。

（18）ガタリは晩年そのような観点からエコロジー問題に積極的に取り組んだ。その思想的主張はフェリックス・ガタリ（杉村昌昭訳）『三つのエコロジー』平凡社，2008年を参照。

【座談会】

統合失調症を
みるということ

古茶大樹　糸川昌成　村井俊哉

それぞれの背景

糸川　今日は座談会にご参加いただきありがとうございます。この本は私の思いつきから始まって，古茶先生，村井先生にも編者に加わっていただいたわけですが，この3人の組み合わせを意外に思う読者もいるかもしれません。その説明もかねて，まず各自の自己紹介から入りたいと思います。

　私は1989年に埼玉医科大学を卒業しました。当時からメカニズムのようなものに惹かれていて，臨床としては脳外科，研究としては精神医学に進むことを考えていました。

　私は母が統合失調症でした。発症したのは私を妊娠しているときで，私は5歳まで母と一緒に暮らしていたのですが，その後，父の実家に引き取られたので，母の記憶は希薄です。母は亡くなるまで30年間，精神科病院で過ごしていたのですが，私がその事実を知ったのは20歳の頃です。母の疾患名を叔父の日記帳から見つけて驚きました。そのことがあったために，学部時代は精神医学への興味が高まるのと同時に，ちょうど好発年齢だった自分がいつ発症するかもしれないという恐怖とともに過ごしました。振り返ると，脳外科と精神医学に関心があったのはそのあたりが背景にあるのだろうと思います。

　卒業後，東京医科歯科大学の医局に入ったのですが，その直後に融道男教授が着任されました。そしてちょうどその頃に，アメリカのデビット・グランディが，ドーパミンD2受容体遺伝子のクローニングを発表しました。融先生がさっそくその論文を持ってきて，「誰かこれをやらないか」と医局員に声をかけ，私がやることになって，筑波大学に行くことになりました。そして研究に取り組み，当時の旧式のアクリルアミドゲルを読んで，結果的に，D2受容体遺伝子の多型を世界で初めて見つけたわけです。その瞬間，駆け出しの私は，「精神医学は意外に簡単かもしれない」と甘いことを考えました（笑）。ところが大量の追試が出て，半分くらいが違う結果だということに愕然としました。そのことがあって，私は分子生物学

を30年以上研究してきた人間ですけど，かなり早い時期に，「この方法を続けても駄目かもしれない」という疑念をもつようになりました。

　そんなとき，古茶先生が2010年に発表された「病の『種』と『類型』，『階層原則』―精神障害の分類の原則について」（『臨床精神病理』31巻，7-17頁，2010年）という論文に出会って，「あっ」と思いました。私は若い頃，精神科の疾患分類に悩んで腎臓疾患に目を向けていた時期があるのですが，それがなぜだったのかに気づいたのです。腎臓疾患には，たとえばIgA腎症という，免疫ブログリンのようにメカニズムを推定させるIgAというマーカーをつけた病名がある一方で，急速進行性糸球体腎炎のように経過と臨床像からつけられた病名もあり，さらにはネフローゼ症候群のように尿蛋白と低蛋白血漿を特徴とした症候群もあるというように，いろんなグレードの病名が混在しています。そうした類型が混在しているという共通点から自分が精神疾患と腎臓疾患を見ていたということが，古茶先生の論文でわかったんです。

　その少し後，2014年に村井先生が統合失調症学会を主催されたときに，会場で『精神医学の実在と虚構』（日本評論社，2014年）という本が平積みになっているのを見つけました。その本のなかで「生物種のように，その本質に遺伝的差異のようなものが想定される場合や，鉱物のように，その本質に化学組成が想定される場合とは違って，精神疾患のように，本質がわかるどころか，いかなる次元に本質を想定してよいのかすらはっきりしない対象を固有名的に名指してきたのはなぜだろうか」と述べられているのを読んで「ああ，統合失調症というのは固有名じゃないんだ」と気がつきました。その後，村井先生の訳されたナシア・ガミーの本や，古茶先生の論文を片っ端から読んでいくうちに，だんだんと自分が何に悩んでいたのか，そしてどうして生物学的な方法で努力しても報われなかったかがわかってきました。以上が，私の簡単な自己紹介と，お2人に協力をお願いした背景にあることです。

　では，古茶先生にも自己紹介をお願いできるでしょうか。

古茶 私は卒業が1986年です。学生時代に一番興味があったのは神経解剖で、その流れから神経内科に進むつもりになっていました。認知症がやりたかったんですよね。ただそれとは別に、フロイトを読んで面白いなと思ったりもしていました。

　学生時代、実習で精神科専門病院に行ったときに、普通は統合失調症の患者さんが症例にあたるはずなんですが、私はなぜかコルサコフ症候群を見せられて、それが面白かったことを覚えています。もちろんほかにも大勢の患者さんがいて印象に残っていますね。桜ヶ丘保養院（現・桜ヶ丘記念病院）という歴史のある病院で、一番古い木造の病棟で、昔の写真で見るような隔離室にいる患者さんと話をしました。言葉は交わしているんだけどまったく通じない、それにもかかわらず脳には何も異常が見つかっていないという話を聞いて、そんなことがあるんだと驚きました。

　それで精神科に進んだのですが、認知症をやりたいというのもあって、神経内科を学ぶことができた横浜市民病院の神経科で勉強しました。当時の神経科は精神科と神経内科が合体していて、ALS から Anorexia nervosa まで幅広く診療しており、そこで精神医学と神経内科学という2つの学問領域の考え方の違いを身に染みて知りました。神経内科に惹かれたのは糸川先生と同じように疾患のメカニズムに魅力を感じたからです。どの場所が悪いのかを見つけて、発症様式や経過から、原因が何かを探っていく、当てものみたいなところが学問的に面白かったですね。

　当時の慶應の精神科は保﨑秀夫先生が教授で、精神病理学が中心でした。京大のように哲学的なものではなく、精神症候学を地道にやっていくというのが教室の方針で、それが臨床にも直結していました。私の直接のボスは濱田秀伯先生で、フランス精神病理学がご専門だったので、フランスのいろんな考え方を聞かせていただきました。

　その後、精神鑑定（起訴前簡易精神診断）をこれまた桜ヶ丘がらみで始めることになります。そのときの上司がドイツ精神病理学に精通していて、94歳まで東京地検で精神鑑定をされていた先生ですが、ヤスパース、シ

212

ュナイダー，クレッチマーの３つだけを，信じることができるものとして拠り所にされていました。それは精神鑑定を行ううえではとても説得力があり，その影響で，私もドイツ精神医学，とくにハイデルベルク学派に傾倒するようになりました。

　それと同時に，濱田先生の仕事だった中高年の幻覚妄想状態を引き継ぎました。桜ヶ丘では認知症の専門病棟を担当していたのですが，認知症という触れ込みなのに実はそうじゃない患者さんに時々に遭遇するのです。そこで出会ったのが遅発緊張病のケースで，のちに私の学位論文になりました。当時私は，遅発緊張病は統合失調症圏だと思っていたのですが，あちこちから「遅発緊張病って，躁うつ病の患者さんでもいますよね」という意見を聞かされて，自分は間違っているのかなと迷いました。その頃は，私は内因性精神病の二分法を信じていて，統合失調症と躁うつ病という２つの大きな精神病の実在をまったく疑っていなかったのですが，この二分法を前提とすると，何か新しい概念が提唱されると必ずどちらかに入れないといけない。「遅発緊張病は統合失調症なのか躁うつ病なのか」という問いに答えないといけなくなります。そのような還元主義は正しいのかな，と感じるようになりました。

　そんなときにヤスパースを読んで，「類型」や「理念型（理想型）」という言葉に出会いました。そこで初めて，統合失調症は実際に存在することが証明されていない，症候群にとどまっているということに気づかされて，大きく考え方を変えました。それで改めてシュナイダーを読んでみたんです。一級症状とはいうけれども，どうやって統合失調症を定義しているんだろうかと。しかしどこにもそれらしい定義はなく，やっと見つけたのは，内因性精神病という領域のなかで典型的な循環病を除いたものをすべて統合失調症と「呼ぶ」という記述です。これが定義なのかと思ってびっくりしましたが，理念型という言葉こそ使っていませんが「呼ぶ」と表現することで，実在が保証されていない類型であることをシュナイダーは認識していたんですね。シュナイダー以外にも統合失調症の概念の歴史をみると，

オイゲン・ブロイラーは「群である」と言い，統合失調症という言葉が複数形で書かれていたりするわけです。理念型という概念を知ってから，いろんなことが腑に落ちました。その後，私は退行期メランコリーについての論文を出しますが，そのときには退行期メランコリーは理念型という意味での「類型」だと書きました。

　私は精神鑑定をやっていることもあって診断にこだわらざるをえず，精神障害を3群に分けるシュナイダーの考え方を大事にするようになっていきました。つまり疾患的でないもの，疾患的であって身体的基盤が明らかなもの，疾患的であって身体的基盤が要請されているもの，の3つです。シュナイダーはなぜ「身体的原因が不明」と書かずに，「身体的基盤が要請されている」とわざわざ書いているのか，そういうことを考えるようになりました。現代精神医学は3つの性質の異なる群を対象にしているのですが，DSMにもICDにもそのような記載はありません。

糸川　ありがとうございます。私自身は古茶先生の論文を読んで目からウロコだったのに，古茶先生も統合失調症と躁うつ病の実在の二分法を途中まで信じておられたという話には驚きました。あと，若い頃から認知症に興味があったというのは意外な感じがしましたが，そう言われてみるとたしかに，中高年の精神障害についての著述が多いですよね。

古茶　高齢の方ばかり診ている時期がありましたね。そしたら不思議な患者さんに出会って，そのとき濱田先生が「こういう論文があるよ」と教えてくれたのが，1910年のゾマーの論文でした。タイトルが「Spätkatatonie シュペートカタトニー」で，カタトニーというもっぱら若い人が罹患する病気に「遅発性」という形容詞がついていて，タイトル自体が注意を引くようなものでした。辞書と首っ引きで読んでみると，年齢だけ少し若いのですが，私の目の前にいる症例とよく似たものが100年前に非常に丁寧に描写されている。これは本当に驚きました。症例との出会いだけじゃダメなんですよね。そのときに何かの知識というか，とっかかりがあって，次に何か発見される。コンラートの『分裂病のはじまり』にライナーという

症例がありますけど，あれだってコンラートが出会ったからアポカリプス体験とかそういう概念が出てきたわけで，他の医者が診ていたらただのスキゾフレニアで終わっていたはずです。

糸川　先生はどこかで「すぐにわかっちゃいけない」と書かれていましたね。

古茶　そうです。「わかってしまう」とそこで終わりになってしまう。何も生まれてこないのです。「どうしてだろう，なぜだろう」と考え続けることで人は進歩する。注意しなければいけないのは「すべてを説明できるモデル」です。精神医学の理論には「なるほど」と思わせるものがあって，一見するとそれですべてが説明できているように思えるのですが，よくよく考えてみると，何も説明できていないのと同じということがあります。バイオサイコソーシャル・モデルはその典型例ですね。当たり前のことを言い換えただけなのです。

糸川　これまで読ませていただいたいろんな論文が，1つのストーリーにつながりました。

　さて，村井先生はいかがでしょうか？

村井　はい。私はお2人より少しだけ若く，1991年に京都大学医学部を卒業しています。最近執筆しているものとか自分自身の考え方の土台を経歴から振り返ってみますが，最初，私は，精神医学は心理学だと思っていました。というのは父親が発達心理学者で，精神科医ともけっこう付き合いがあり，その世界のこともよく聞いていましたので。当時の京都大学は，広い意味では反精神医学の教室でした。それで周りの友人には「あそこはやめておけ，怖いところだから」と言われたりしたんですが，父親に聞いたらそんなこともなさそうで。私も神経内科と迷ったんですが，神経内科はもう十分に完成されている印象があって，それよりは，何が起きるかわからないところに行きたいという思いがありました。見学に行くと，患者さんもそうですけど，精神科医にも個性的な方がたくさんいるので，これは面白そうだなという感覚で入局しました。

入局してから気づいたんですが，当時の京大に入ってくる人の多くは，教授だった木村敏先生のファンだったんですね。その時代に木村先生のもとで学んだ精神病理学のお弟子さんたちがいま活躍されています。私はといえば，学生のときは基礎の研究室に出入りしていて，分子生物学をやっていたので，まったく入口が違うわけです。当時の基礎の先生の言葉で思い出されるのは，「分子生物学が生理学などに比べて優れているのは，生理学などの実験結果にはエラーバーがついているが，それは実験が下手だからである，しっかり実験をして最終的にモノにたどりつけば，たとえば遺伝子配列にはエラーバーはない」というものです。そんな話を聞きながら，「真実は視点次第で相対的である」という考えは全面的に受け入れることができず，究極のところには動かしようのない真実・事実がある，という考えを抱くようになりました。ところが，木村先生は私が洗礼を受けた分子生物学の先生方とはまったく違うことをおっしゃっているわけです。そのような経験から，私は木村先生の考え方に反発するというよりも，そもそもの問いの立て方が違うということに気づくようになりました。とはいえ，この世界で自分はやっていけるのかなと悩んでいたときに，先輩のなかに神経心理学をやっている人がいて，これはわかりやすい，シンプルに筋が通っていると感じて，それを自分のサブスペシャリティとしてやっていこうと思うようになりました。

　その後，縁あってドイツに留学し，卒後10年くらいした頃に，京大に戻ってこいと言われました。当時，京大もそろそろ普通の教室にしようという空気になっていたのですが，研究らしきことをしそうな人間が私のほかにほとんどいなかったからだと思います。京大にはその時期「ラボ」という概念さえなかったので，2000年くらいからゆっくり立ち上げていって，今はラボらしきものがあるという状態に持ってきた，以上が私の経歴です。

　精神医学という分野にはいくつもの方法論があって，それぞれの方法論は，まったく違う発想で，精神医学の問題に取り組んでいます。そうしたなかで，私は精神医学の方法論について考えるようになったのですが，そ

こで巡り合ったのが，糸川先生が先ほど紹介くださったナシア・ガミーで，多元主義という考え方はたしかにいいなと思いました。おそらくこれはシュナイダーの3つ組とそれほど変わらない考え方で，ある一元的な方法で精神疾患全部を説明するのではなく，適材適所でそれぞれに異なる説明の原理があるとするものです。私自身，京大の精神病理学の影響もあって，シュナイダー的な視点で診療もしていましたので，この考え方は自然に入ってきました。しかし，世はDSMの時代でしたので，そのスタンダードな精神医学に対してオルタナティヴの立ち位置は何かということを考えるようになって，今に至るという感じです。

　統合失調症が何かということについては，木村敏先生の現象学的・人間学的な考え方は，一言で言ってしまえば本質主義だと思うんです。私はそうではないという考え方を公表していますが，自分の考え方を組み立てるうえで参照項としているのは木村先生です。糸川先生が生物学のもっている本質主義に対して悩んだという話をされましたけど，私の場合は哲学的精神病理学に対して自分がどう考えるかというところから，現在の考えに至っているといえます。

糸川　ありがとうございます。村井先生がかなり早い時期から本質主義への猜疑心をもっておられたことは知っていたんですが，エラーバーの話を聞いてわかりました（笑）。そういう無茶なことを言っている人がいたらそれは警戒するでしょうね。

「内因」の位置

糸川　さて自己紹介がすみまして，なんとなくいろんなことが腑に落ちてきたところで，村井先生が先日（2022年6月）の日本精神神経学会でお話しされていたテーマに話題を移したいと思います。「傍外因」と「傍心因」という二重丸が近づいていって重なり合ったところに内因があるという話を聴いて驚いたのですが，そのあたりのことについて，ご説明いただける

でしょうか。

村井　はい。私の考えでは，精神科という分野は本質主義が影響力を持ちやすいのですが，その本丸のところに存在するのが内因性概念ではないかと思っているのです。歴史を振り返ると，心因性の疾患については，かつては道徳療法のようなかたちで説得したり諭したり，あるいは環境を変えたりして，何とかならないかとやっていたわけです。実際，それでよくなる人もいる。一方で器質性疾患は，食事など，生物学的方法で対処しようとしたわけです。ところがそれではどうにもならない人がいる。どうしても治らない人がいるときにそれを何とか説明しようとして，それはその人の内部に何かがあるからだ，正体はわからないが何かおかしなことが起きているのだという発想になり，そこで「内因」が登場する。そうこうするうちに，精神科の真ん中のところに内因があって，両側に外因と心因があるという，そういうイメージを当たり前であるかのように精神科医が持つようになったのではないかと推測しています。

　ただ，器質因で説明できないという意味で内因と言われるときもあれば，心因で了解できないという意味で内因と言われるときもあります。その両者は本来イコールでないはずなのに，1つのまとまりのように言われています。そこでもう一度原点に戻って，器質ではあと一歩説明できない病態，心因ではあと一歩了解できない病態を，それぞれ傍外因，傍心因として，別のところに置いてみる。そして，その2つが大きく重なっている場合には内因という概念を認めてもよいのですが，実際には重なっていない部分もあるはずです。つまり，内因ありきで考えるロジックから発想を転換してみてはどうかというのが私の提案です。

　このような考え方は，3つ組概念とはどう関係するでしょうか。

古茶　シュナイダーはまず，外因という言葉をすごく警戒しつつ使っていますよね。シュナイダーは，身体以外に原因があるといえるのは，外傷と感染症と中毒しかないと言っています。だからアルツハイマー病とか甲状腺の病気とかSLEもすべて内因だというんですよ。シュナイダーは，外

傷と感染症と中毒以外の身体疾患についても，身体的基盤がわかっている
だけであって，「原因」はわかっていないと言っています。原因不明のも
のが内因だとしてしまうと，結局みんな内因性ということになる，と。そ
れはたしかにそうで，器質性のものをすべて外因性と呼んでいる，ボネフ
ァーとかの時代はみんなそういうふうに言っていたわけですけど，その考
え方がよくないということなんですね。内因性のなかに違う種類のものが
あるという認識は大事だと思います。

　ただ脳科学者には，「内因性疾患だって器質性のものを想定しているん
じゃないのか，今はわかっていないけど，アルツハイマー病みたいにいつ
か見つかると言っているんだから，結局同じことじゃないか」と言われる
こともあります。そう言われると，はっきりとは反論できないんですが，
でもやはり，これだけ探しても身体的基盤がよくわかっていないことに大
きな特徴があるんじゃないかと思うんです。いろいろな水準での技術が進
歩しているにもかかわらず，身体医学では当たり前の身体的基盤がわから
ない，しかしわれわれはあのグループの患者さんたちは間違いなく疾患だ
と認識している。特別な神秘性みたいなものから内因性を外したほうがい
いというのは大賛成なんだけど，やっぱり不思議は不思議です。身体医学
では，さまざまな部位の局在だったりトランスミッターだったり遺伝子だ
ったりで疾患は定義されますけど，そういうのとは異なる疾患があるんじ
ゃないか。それが内因性精神病の領域で，それは比較して違いを見つける
という自然科学の方法では明らかにならない。医学全体のなかの最難関問
題じゃないかと勝手に思ってるんですけどね。村井先生は以前，「内因性」
という言葉を使いたくても使わないようにしているとおっしゃってました
けど，私はがんがん使ってます。

村井　ケースカンファレンスでは，「使いたいけど使えない，でも使いたい」
と言って伝えています（笑）。

古茶　なるほど（笑）。私の場合は，「これは内因性精神病の領域なの？
それとも認知症の延長線上なの？　それとも疾患的でないもの？　その鑑

別だけはできるようにね」ということを言います。それだって高齢者のケースなどではすごく難しいですからね。

村井 同感です。たとえば神経心理学研究者には周知のことですが、この病変があったら統合失調症、この病変があったら双極性障害というようなものはないわけです。つまり、統合失調症や双極性障害を模すような神経疾患がありませんので、そういう意味でも内因性疾患は外因性疾患と異なると思っています。ただそこで問題になるのは、心因・内因・外因という並びです。内因は外因と異なることは認めるとしても、では外因ではないから、内因は心因により近いはずだ、という発想は大問題です。仮に、内因がより心因に近いとしたら、外因よりはもう少し了解の方法で理解できそうだということになりそうなものですが、本当にそうなのか。もう1つ似たような疑問を挙げると、内因は外因より心因に近いがゆえに、文化の影響を受けやすいと思われがちであるが、本当にそうなのか。そういった疑問があるので、3つ組の考え方を認めるとしても、心因・内因・外因という並び、つまり内因が真ん中だという考えはそのまま受け入れることができないのです。実際、外因と心因は結構接していますよね。つまり私は、両脇に心因と外因を従えた内因、という見方に反対しているのです。

古茶 それは村井先生のおっしゃる通りのように思います。

「創発」の可能性

糸川 さっき古茶先生がおっしゃった、「内因性精神病は原因が見つかってないだけで、見つかれば器質性ということなんでしょ」という指摘、私もD2受容体を調べていたときはそういうロジックで、進行麻痺のスピロヘータみたいなものを見つけるんだというつもりでやっていました。それに対して最近考えるようになったのは、創発という現象です。てんかんのチャネルレセプターの遺伝子が一塩基変わっただけで、けいれん重積という個体レベルの病態そのものは説明することができます。でも、自我や意

識や精神症状は，神経細胞から創発されたとすれば，器質性精神病のように細部の発見から全体が解決することはないのではないか。創発という言葉はいま流行で，科学領域でみんな使うんですが，相変わらずどこかの遺伝子を1個組み替えてモデルマウスをつくるような研究もみられて，これで本当に創発現象が解明できるのかと疑われるものもあります。本文（第2章）では蟻塚の話を書きましたが，ああいった，細部のアルゴリズムがマクロの構造を直接的に予測・説明できないかたちで，内因と称されるような領域があるんじゃないかと思うのです。

古茶　従来の自然科学の手法で見つかるものは，すでにだいたい見つかっているはずですからね。まず精神そのものが創発現象ですから，統合失調症はその創発にかかわるプロセスで，何か異常が起きているんじゃないか。そう考えると，精神に備わっている道具的な機能に異常があるという発想ではうまくいかない現状も理解できます。道具的な機能ではなく，全体が変化するようなものがあるのではないかと思っています。それが何なのかは皆目見当がつかないのですが。

糸川　自然科学の手法で，一塩基の違いから細胞生理学的変化を解明することはできても，じゃあそれがどうやって妄想を形成するのかは説明できないんですよね。戦略的に方法論を立て直す必要があると主張しても，現在の生物学的精神医学の発想からは理解されにくいです。

古茶　脳科学は自然科学とちょっと違うところもあるように思いますが，村井先生，どうなんでしょう。

村井　ほかの臓器と比べると，脳は階層性があることが特徴です。階層とはすなわち，分子のレベル，細胞のレベル，モジュールのレベル，ネットワークのレベルといったことです。たとえば血液内科の研究だと，細胞間のクロストークをみていくことになるのではと思いますが，脳の場合，階層の数が多いため問題が複雑になるといえます。といっても上と下の階層が原理的につなぎきれないということはなくて，精神の現象のレベルは，脳のモジュールやネットワークのレベルとの対応づけが一定程度可能です。

ここがつながるからこそ，ブレインマッピングができるのであり，神経心理学という学問もそのことで成り立っています。つまり，そこは創発を持ち出さなくても，それなりの対応関係がある。だから，古茶先生が言われた意味での外因性の疾患というのは，創発抜きでの説明が一定程度は可能です。ところが，たとえば脳全体に投射するドーパミン神経系のレベルと，脳のモジュールを挟んでの，現象のレベルとの対応となると，階層関係がもう一段階複雑になり，そのことが，いわゆる内因性疾患の理解が困難であることの理由の１つのように思います。そこで，創発を持ち出せば話はうまくいきそうなのですが，この言葉も内因と一緒で，これを使うと何でも説明できることになるので，できれば創発という言葉を使わずに何とかしたいわけです。

糸川 たしかにマジカルワードというか，思考停止に陥りそうですね。創発はいま，大学の研究室名になるくらい流行っていますけど，なかには要素還元主義的なことをやっているところもみられます。

村井 ただ，私は要素還元主義を批判するという意味での創発とも，ちょっと距離を置きたいと思っているんです。モデルフリーですべての階層のデータをとって，そのビッグデータを AI で解析したら何か出るんじゃないかという，そういう妄想を抱きますよね（笑）。それも研究の方向性としては無理があります。創発というアイデアはいいんですけど，その方向には行ってほしくないなと思います。

糸川 ビッグデータも流行中のマジカルワードで，研究計画でよく見ますが，自然科学と精神医学の課題を十分考慮しないまま適用されたものも多いので，注意深いほうがいいかもしれないですね。

統合失調症の違った歴史

糸川 村井先生の発表でもう１つ，「統合失調症の違った歴史」というのも興味深く感じたのですが，これについてもご説明いただけるでしょうか。

村井 はい。19世紀の精神医学の中心になったのは単科精神病院の人たちで，大学と単科が睨み合いながら精神医学を発展させたという歴史があります。そのために，精神医学の中心に統合失調症が置かれたのだと思います。しかし，たとえば精神鑑定という仕事が精神医学の中心になる可能性だってあったでしょうし，あるいはフロイト的な外来でのソフト・メンタルヘルスが精神医学の中心になる可能性もあったと思います。あるいはもっとありそうなのは，医学的原因が明確な疾患が精神医学の中心に位置づけられる，つまり今日の脳神経内科が精神医学の中心にくるというストーリーです。しかし現実はそうならずに，歴史の偶然があって，統合失調症を核とした精神医学という分野が形成されたわけです。

　歴史の偶然ということでいえば，もう1つ，ちょうど精神医学という学問が発展しつつある時期に，ますます勢いに乗る自然科学に対して人文社会科学がみずからの立ち位置を主張するという，学問全体を巻き込む論争がありました。ディルタイやヴェーバーという名前を挙げることができますが，このタイミングで偉大な哲学者であるヤスパースが精神医学に短期間寄り道し，この学問全体の論争のキーワードであった「了解」という言葉を精神医学に持ち込んだのです。ここから，主観というものを非常に丁寧に扱う今日の精神医学が始まるともいえます。その後，ドイツ精神医学全体はナチスドイツへの加担によって大きく失墜するわけですが，ヤスパース－シュナイダーのハイデルベルクの伝統はこの時代を生き延びた。そして，非常に広い意味では今日のDSM操作的診断も，この流れの延長上にあるわけです。クレペリンの記述などは，ヤスパース－シュナイダーと比べるとまったく洗練されていませんから，ヤスパース－シュナイダーという偶然は，今日の精神医学の運命を決めたともいえます。こうした歴史の偶然がなければ，今日のわれわれは全然違う診断基準を使って，全然違う症状を記録し，診療していたのかもしれない。歴史に「もしも」はありませんが，そんな空想を私はしています。

古茶 クレペリンのときは，進行麻痺モデルですから，器質性疾患が中心

にあったんじゃないでしょうか。クレペリンの疾患単位の定義も進行麻痺からきています。梅毒スピロヘータが脳から出てきたことが決定打になって、それと同じような形でどんどん見つかっていくはずだという期待があったと思います。クレペリンがハイデルベルクにいたときは、下にアルツハイマーやニッスルがいるんですよね。今日でいえばNIMH（米国国立衛生機関）のような、最先端の場所です。そこで想定していたのやはり器質性疾患で、その後に、村井先生がおっしゃるように、ヤスパースが全然違う方向から一撃を加えた。

村井 病因論があって病態発生があるという、今日では当たり前のように考えられている精神医学の医学モデルは、グリージンガーが定式化して、クレペリンが完成したようです。ではなぜ、内因が精神医学の中心に置かれるようになったかというと、心因のほうも意識しだしたからではないでしょうか。具体的には、精神分析の影響もあったのではと思います。

古茶 それは意識していたと思います。パラノイアについてクレペリンはさんざん悩んだわけですからね。真正パラノイアと好訴妄想にわざわざ分けたのは、心因なのか脳なのかを見極めようという動機があったんじゃないでしょうか。最後にパラノイアが残って、それは何かという問題が続いていく。それがパラノイア問題です。了解で線引きをしても、現実的には微妙なケースがありますからね。

村井 そうすると、もしかするとクレペリンの時代というのは、統合失調症にはそれほど多くの研究者が関心を向けていなかったのかもしれないですね。了解心理学やその先の人間学などが統合失調症を語る言葉を生み出して、多くの精神科医が関心をもつようになり、かたや心因との境界、かたや器質因との境界といったことを論じていくなかで、だんだんと統合失調症が精神医学の真ん中にきたのかもしれません。でももっと歴史を遡ると、重症精神疾患の中心はいわゆる「狂気」、今日でいえば統合失調症と大きく重なりますので、歴史をより長い目で見たら統合失調症が隅のほうにあったわけでもない。逆に言うと19世紀に精神医学が医学の仲間入り

をするときに，理解の困難なものとして，統合失調症がいったん精神医学の隅に置かれてしまうということがあったのかもしれませんね。

了解の有用性

糸川　古茶先生は最近の論文（「純粋精神医学—伝統的精神医学への回帰」『精神神経学雑誌』124 巻，397-404 頁，2022 年）で，了解概念をめぐるよくある誤解について書かれていました。明証性という言葉が鍵になるのでしょうか。

古茶　そうですね。明証性，それ以上説明のしようがないということです。たとえば，恋人に振られて悲しい。どうして悲しいのかと聞かれても，そんなの説明のしようがない。「恋人は大事な人だから」と言ってみたところで，なんでそんな説明させるんだって話になるじゃないですか。もっと長いストーリーだったとしても，了解可能と言うときには，1 つのストーリーを考えているはずです。一方の因果的関連は無数にありますよね。遺伝子だったりトランスミッターだったり電気活動だったりミトコンドリアだったりときには腸内細菌だったり，いろんなレベルの理解の仕方があるわけですが，そこに 1 つだけまったく別の理解の方法として，了解的関連というのがある。

　シュナイダーは了解可能という言葉をあまり使っていません。その理由は，了解可能という言い方は，了解する人の側が主体になっていることです。そうではなく，何が了解可能か否かと問うているのか，その点をはっきりさせたのが「生活発展の意味連続性」なのだと思います。私たちは 1 つの人生を生きていて，精神疾患にかからない限り，意味連続性は中断していないわけです。私の歴史やあなたの歴史があって，それは 1 つである，幾通りもあるわけではない。精神生活は変化します。たとえば歳をとってもの忘れが増えるとか，そういったことはあるけれども，それは因果のほうからくることで，そういうものを加味したとしてもその人全体としての

意味連関は保たれている。それを了解できるのかどうかとシュナイダーは言っているわけです。それがヤスパースの明証性につながる。

村井　先生の了解概念の理解は，客観性に重きが置かれていることになりますね。

古茶　そうですね。シュナイダーは客観性をもたせようとしてるんだと思います。だから精神病理学をやっている人のなかで評判はよくない。シュナイダーが精神病理学を止めたとか，踏み込んで理解しようとしていないとか言われますけど，あそこで止まったことに大きな意味があると思うんです。彼は「統合失調症は自我障害だ」なんて絶対に言わない。一級症状を並べてみれば誰でも統合失調症と自我障害との関連に関心が向くし，そこからさらに一歩進んで，「統合失調症の本質は自我障害にある」と主張したくなるでしょう。それはまさに本質論です。でもシュナイダーは，それは診断学にしか使えないものだと言います。だからつまらないかもしれないけど，そこで立ち止まることで見えてくるものがある。立ち止まらずに進んでいくと景色が変わってしまうというのは学問でもそうですよね。バイオロジカルな人には統合失調症も自閉症もみんな脳の問題であるように見えるかもしれないけど，いろんな立ち位置，水準があって，それぞれの視点から見えるものがある。そのなかで臨床家がもっとも腑に落ちるのはシュナイダーの考え方だろうと私は思っているんです。

村井　すべての精神現象が脳の現象だといえばそれはもちろんそうだし，どの疾患にも脳が関係しているといえばそうですけど，どういう見方をすることが実際に有用か，という考えですね。非常にプラクティカルですよね。

古茶　クレペリン，シュナイダー，DSM というのは診断学を極めていくという意味では 1 つの流れなんですね。ガミーもそうですけど，マクヒューとスラヴニーの *The Perspectives of Psychiatry*（『マクヒュー / スラヴニー現代精神医学』みすず書房，2019 年）は，シュナイダーに近い考え方をしていると思います。

村井 ええ，マクヒューらは精神医学の方法論を4つに分けますよね。あれも多元主義です。ただその多元主義を精神医学がいったん手放したことの理由として，それ自体が教条主義的になってしまった，ということがあるのではと考えています。それぞれの症例や病態を，とにかくシュナイダーの3つ組のどれかにあてはめようというようなことが起きていた。そんなときに，すべての症例の病態には，文化も関係していれば脳も関係しているというように多因子的なのではないか，そういう発想で登場したのがバイオサイコソーシャル・モデルであるというのが，現代精神医学の公式見解にはなっているのですが……。

古茶 それは折衷主義ですよね。みんなそうでしょう，という話で。

村井 その通りです。

古茶 患者さんと接するときに，どの視点で見ているのかを意識することはとても大事です。薬物療法について考えているときは脳のことを考えているだろうし，言葉を交わしているときは言葉の力で患者さんをよくできないかと考えている。治療的にはバイオサイコソーシャルを使い分けているわけですが，考えるときには，大きな3つのグループの何を見ているかを意識することが臨床においては大切だと思います。

村井 方法論的自覚ですね。

糸川 古茶先生は先ほどの論文のなかで，精神科医の教育についてもきっぱりとご意見を述べられていますね。

古茶 ええ。私たちの世代は，精神障害には3つのグループがあるという認識が刷り込まれていますけど，今の世代はDSMから入ってきます。DSMは症状をピックアップしてその組み合わせで病名をつけるというやり方です。病因論を基本的に排していて，全部横並びにしてしまっている。一つひとつが疾患単位になっているように錯覚させるし，病因論を廃しているとは言いながらも，トランスミッターの働きを変えるとか，薬物療法ばかりに関心が向いてしまいがちです。それはまずい。

　さらに大きな問題は了解です。私は了解的関連で心を理解しようという

姿勢自体が精神療法的だと思っているんです。精神療法のエッセンスはそこにあるのではないかというくらいに重要です。構造化面接をして症状をピックアップするという作業ではなく，患者さんの話をじっくり聴きながら応答するやりとりのなかで，相手に関心を寄せて，自分の価値観をいったん棚上げして聴いていく，関心を向けるということが精神療法的なんです。私たちの前に来る人は多くが家族や職場の人に嫌われていたり，自分は情けないという思いをもっていたりする。そこで出会うわれわれ精神科医が，周囲とは違う態度をとることが大事になります。関心を寄せるというのは感情移入ですね。ヤスパースは現象学的無先入観と言っていますが，自分のものごとの捉え方などを捨てて，無先入観という状態で患者さんに臨んで，患者さんの傍に立ってみる。「あなたはどうしてそう考えたの？」という問いとその応答を聞いて，「なるほど，そういうわけか」というやりとりを繰り返していくことが，患者さんの自己価値を回復する。すべての精神療法の出発点はそれだと思います。それが一番身につけないといけないことですね。

村井 ヤスパース-シュナイダーの流れで，主観症状が症候学のなかに埋め込まれており，そこをしっかり聴かないと治療どころか診断さえできないように現代精神医学が構造化されていることによって，私たちは患者さんの話を聴くようになっている。それはヤスパース-シュナイダーの伝統のとてもよい副産物だと思います。しかし，それでもやはり患者理解が表面的になりがちなことは往々にしてあります。私の教室では，DSM 診断はしっかりつけるということは共有していますが，それだけでは不十分で，病態の統合的理解をするようにということを言っています。たとえば神経性やせ症とアルコール使用障害と強迫症の 3 つの診断が一人の方に当てはまるときに，それらは関係しているのか，関係しているとしたらどの診断がプライマリーだと考えるのか，あるいはそれぞれは独立して偶然起きたのか，そういう病像の組み立てを考える習慣です。こうしたことは，昔であれば精神科医は普通にやっていたと思うのですけれども。症状や疾患名

をばらばらにプロブレム・リストとして列挙して終わり，というようなカルテの書き方にならないように気をつけています。

将来に向けて

糸川　それでは最後に，統合失調症というテーマについて，今後，どんな方向に向かって研究や臨床を進めていくかについての考えをうかがって，まとめにしたいと思います。

　私自身は，これまで脳科学を自分の能力の限界までやってきたつもりで，これ以上同じやり方を続けても結果は出ないと思いますので，これまでとは違うことをやってみたいと思っています。たとえば文化の影響を考えてみたりとか，創発みたいなものに発展してみたり，あとは神秘性のようなものを除外するのではなくあえてそちらに近寄ってみたりして，統合失調症という問いにもう一度挑戦してみようかなと思っています。

古茶　私は，統合失調症の実体を探すことはそろそろ限界じゃないかと思っています。かといって全部ご破算にして，何か新しいうまいやり方があるかというと，そうも思えません。カテゴリーの妥当性がしばしば問題になっていますけど，私たちはカテゴリーを使って患者さんを理解したり評価したりしている以上，臨床家としては，たとえカテゴリーの妥当性に疑問符がついたとしても，カテゴリー分類を支持したい。そして統合失調症という概念についても，それに代わるもっとよいものがない以上，やはり大事だと思っています。DSMを基礎とする現代精神医学は，精神障害を三群に分ける考え方や了解という方法を廃していることに大きな問題があります。ですから，精神医学を軌道修正することが日本からできたらと思っています。こういう発想は，今はハイデルベルクでも出てこないようです。アルファベットを使っているところはみなDSMの強い影響を受けざるを得ないのでしょう。今のところ日本語で主張している私たちの考えを，英語できちんと発信してみたい。見事に玉砕するかもしれませんけど，誰

かが言わないといけないと思いますので，日本から発信できないかなと思っています。

村井　最後は私ですが，私は，臨床と研究はまだまだすぐにはつながらないので，まったく別の次元で考えたらいいのかなと思っています。臨床に関してはもっともっとプラクティカルでもよくて，たとえば統合失調症では身体の病気を持たれている方が多いので，それをどうするのかとか，そういう次元のことにもっと注力すべきと考えています。一方で研究は，偶然や遊びの要素が重要と考えています。まったく別の病気の研究をしていたら，偶然それが統合失調症の病態解明や創薬に役に立つということがあるかもしれませんし，逆もあると思っています。統合失調症の研究成果は統合失調症をテーマとして掲げた研究によってのみ推進されるという発想ではなく，いろいろなことをやっているうちに広い意味での学問全体が進歩し，そのような大きな流れのなかで，統合失調症についても何か見えてくるのではないか。そんなかたちで見守るのがよいのではないかと思っています。

糸川　本日は，ありがとうございました。

座談会を終えて

古茶大樹

　約2時間の座談会だったが，あっという間に時間が過ぎた。紙面に残してあるのはその内容の一部である。本書の中身もまさにそうなのだが，1つの病名をめぐってこれだけたくさんの切り口があるものも珍しい。他の診療科ではまず思い当たらないし，精神医学が対象とする精神障害のうちで最もたくさんの「側面」をもつのが統合失調症かもしれない。精神科医になるまでの来歴を語る中で統合失調症との出会いも語られているのだが三者三様である。ただ共通するのはこの3人のみならず，同世代の精神科医の多くが，統合失調症の患者を前にして，それが精神医学の最大の関心事であることを実感し引き寄せられるように歩みを始めたということだろう。

　対話の中で改めて確認できたことは，「統合失調症とは何か」という問いに対して，それが形而上であれ形而下であれ，何か1つだけの答えを求めようとすることは難しい，あるいは実りがないということである。村井先生はそれを「本質主義（の誤り）に陥りやすい」と指摘している。クレペリン以来，精神医学は統合失調症という対象について究極の答えを求めてきたように思う。生物学的精神医学が物質的水準で本質主義を貫こうとするなら，かなり厳しい結末が待っている。糸川先生の経験談はまさにそれを物語っている。一方の精神病理学はどうだろうか。精神病理学と一口

に言ってもその論ずる水準はさまざまで，精神症候学にとどまるものもあれば哲学領域にまで理論の展開を拡げた人間学的精神病理学もある。後者は精神医学だけでなく人文科学の領域にも影響を与え，一見すると「華々しい」成果を挙げたかのように思える。しかしその成果は思弁的なもので，究極的になればなるほど臨床の実像からは離れていくようにも感じられた。正誤の決着がつきやすい生物学的精神医学と比較すると，精神病理学の主張する本質は完全に否定されることはないところに違いがある。たとえば「治癒することない予後不良な疾患」や「自我障害」，あるいは「間主観性の障害」などが統合失調症の本質であると断じてしまうと，「そうでないものは統合失調症ではない」というように，いつの間にか定義の変更を前提とした循環論に陥ってしまう危険性がある。

　悩ましいのは，本質主義そのものが悪とはいえないことだろう。本質主義は人間の志向性であるように思う。人間は何に対しても「知りたがり屋」である。およそ人間の興味や関心，そして探究心は，ある対象に1つの本質を求めようとするところがある。実際にそうやって数多くの科学的進歩が成し遂げられてきたわけで，人間がその性質として持ち合わせる本質を追求しようとする心そのものは批判されるべきではない。ただ，こと精神医学に関しては，本質主義が実りに結びつかないことがあるということを知っておくべきなのかもしれない。「行き過ぎると本質主義の誤謬に陥る」わけだが，本質を求めつつも，「どこまでが本当にわかっていることなのか」と時に立ち止まり到達点を確認する姿勢が必要なのかもしれない。ふと思い出したのがアルフレート・ホッヘのクレペリン批判である。すでに100年以上前のことだが，次のように述べている。「われわれはある種の思考強迫，論理的に均整がとれていることへの欲求から，しっかりとした境界設定がなされ，まとまった均一な疾患像（純粋な疾患型）を追求せざるをえなくなる。しかしわれわれが主観的に必要だと考えても，それが存在するとは限らない」「純粋な疾患型を探求することは，幻を追い求めることと同じではないのか」。そして彼は，究極の疾患単位をあきらめて症候群

232

で我慢せざるを得ないと主張する。

　内因・外因・心因という精神障害の病因論も座談会の重要なテーマとなった。この内因という用語は他の医学領域にはほとんど登場しない。おそらく精神医学ならではの用語なのだが，「原因がはっきりしない」という意味で使われる「本態性」という医学用語と「内因性」はいったいどこが違うのだろうか。前者は形容詞的にしか使われないが，後者は「内因」というかたちで名詞として使われる場合があるところに違いがある。内因は，心因でもなければ外因でもない「何か」がそこにあるということを踏み込んで定義しているように思える。するとわれわれはその「何か」をどうしても究明しなければならない，それが精神医学最大のミッションであるかのように思えてくる。実はその強い思いが本質主義の誤謬の契機を作っているのかもしれないのだが，そうかといって内因という概念を捨ててしまってよいのか，それに代わる何かがあるのかと言われると答えに窮してしまう。社会科学と自然科学の両方にまたがる精神医学の構造上の問題が，統合失調症をめぐる歴史的な努力と混乱によく現れているとも言えるかもしれない。

あとがき

村井俊哉

　統合失調症をテーマとした書籍は昔も今も多数出版されている。書店で
は，それらは，1. 医学書，2. 啓発書，3. 人文書，のコーナーに分散し
て置かれている。統計をとったわけではなく私自身の書店巡りを通じての
印象であるが，私が医師になった頃の1990年代初頭との比較で，今日，「1」
「2」「3」の割合が大きく変化した。昔と比べて今日の傾向は，専門家を対
象とした「1」のタイプの出版には変化はないが，主に当事者・家族を対
象とした「2」のタイプの本が急増している。なかでも当事者・家族自身
が執筆した書籍の増加が目立ち，しかもその多くが良書である。一方で，
かつては書店をにぎわせていた「3」のタイプの出版が低迷するようにな
っていると思う。

　統合失調症を主題とする出版物の動向がそのように変遷するなか，では
本書は，いずれのカテゴリーに属するのであろうか？　「1」「2」「3」のす
べてを俯瞰的に見渡すような書籍である，と答えることができれば格好が
よい。しかし，「3」のカテゴリー，すなわち何らかの人文書に相当する書
物である，というのが冷静な評価であろう。つまり，私たち執筆陣は，「統
合失調症の文系的視点からの理解」という，今日では低迷しつつある分野
に，あえて一冊の出版物を投じていることになる。

　30年前，つまり「3」のタイプの出版がその黄金期・全盛期の名残をい

まだとどめていた時代に本書を出版したのであれば，その語りも，もっと enthusiastic な（ノリノリの）トーンになっていただろう。しかし，統合失調症についての文系的視点からの語りが低迷して久しい今日に，あえてこのような本を出版するのである。本書に寄せられた多くの論考に，どことなく冷めたトーン，それどころかやや屈折したトーンを読者が感じられたとしたら，それは，もっともな感想であるといえる。

　時代が違うことによって，語りのトーンが異なるだけでなく，出版を通じて目指すところも異なってくる。かつてであれば，他の種類の語りのことなどは気にも留めず，純粋に「3」の語りを行っていたであろう。しかし，今日においては，「1」や「2」を横目で睨みつつ，あえて「3」を語ることになる。それはすなわち，「3」の語りによって，「1」や「2」の語りの相対化に挑戦しているということかもしれない。編者の一人である私自身も，統合失調症についての語り，すなわち情報発信は，「1」や「2」のタイプの事柄がまずは重要だということを認めている。それでも，このような時代に，あえて「3」の視点から読者に語りかけることの意義に共感し，本書の執筆と編集に参加した。

　研究者の業界のジャルゴン（一般の人には意味の通じない内輪の言葉）に，「エフォート率」というものがある。自分の労働時間のうちの何％をどの仕事にあてるかを表す概念である。私自身，統合失調症について何かを考えたり語ったりする時間のうち 90％以上は，「1」と「2」，すなわち専門家内部での医学的知識の共有や伝達，あるいは，当事者・家族を含む一般読者へのこの病気についてのわかりやすい紹介に費やしている。またそうするべきだと思っている。書店に並ぶ統合失調症についての書籍の割合も，「1」と「2」のそれぞれが 50％近くであるのが健全だと思っている。しかし，その残されたエフォート率を「3」の区分の活動や語りにあてることは欠かせないことである，と信じている。わずか 10％未満であったとしても，そこに「3」の語りがあることによって，語り手にとっても聞き手にとっても，「1」や「2」の事柄の理解やそこでの実践が一段階厚みを増すであ

ろうと，少なくとも私は考えている。

　今回，「1」や「2」の領域での活動で多忙を極める執筆陣が，一風変わった本書の企画に一肌脱いでくださったのも，きっと私と同じような信念をもっているからに違いない，と信じたい。

執筆者一覧————

北中淳子（きたなか・じゅんこ）
慶應義塾大学文学部人文社会学科

深尾憲二朗（ふかお・けんじろう）
帝塚山学院大学人間科学部心理学科

大前　晋（おおまえ・すすむ）
虎の門病院精神科

江口重幸（えぐち・しげゆき）
東京武蔵野病院精神科

兼本浩祐（かねもと・こうすけ）
愛知医科大学精神科学講座

山下祐一（やました・ゆういち）
国立精神・神経医療研究センター神経研究所疾病研究第七部

村澤真保呂（むらさわ・まほろ）
龍谷大学里山学研究センター

編者————

古茶大樹（こちゃ・ひろき）

1960 年生まれ。慶應義塾大学医学部卒業。医学博士。慶應義塾大学精神神経科専任講師を経て，現在，聖マリアンナ医科大学神経精神科教授。専門は精神病理学，老年精神医学，司法精神医学，精神医学史。著書に『臨床精神病理学―精神医学における疾患と診断』（日本評論社），『妄想の臨床』（共編，新興医学出版社），『老年期うつ病ハンドブック』（共編，診断と治療社），『メランコリー――人生後半期の妄想性障害』（共編，弘文堂）などがある。

糸川昌成（いとかわ・まさなり）

1961 年生まれ。埼玉医科大学卒業。医学博士。東京医科歯科大学医学部精神神経科，筑波大学遺伝医学，東京大学脳研究施設，米国国立衛生研究所（NIH）研究員，理化学研究所分子精神科学研究チームなどを経て，現在，東京都医学総合研究所副所長，統合失調症プロジェクト参事研究員。専門は精神医学，分子生物学。著書に『脳と心の考古学―統合失調症とは何だろうか』（日本評論社），『臨床家がなぜ研究をするのか―精神科医が 20 年の研究の足跡を振り返るとき』『統合失調症が秘密の扉をあけるまで』（ともに星和書店）などがある。

村井俊哉（むらい・としや）

1966 年生まれ。京都大学大学院医学研究科修了。医学博士。マックスプランク認知神経科学研究所，京都大学医学部附属病院助手などを経て，現在，京都大学大学院医学研究科精神医学教室教授。専門は臨床精神医学，行動神経学。著書に『精神医学の実在と虚構』『精神医学を視る「方法」』（ともに日本評論社），『精神医学の概念デバイス』（創元社），『統合失調症』（岩波新書），『はじめての精神医学』（ちくまプリマー新書）などがある。

統合失調症という問い──脳と心と文化

2022 年 11 月 15 日　第 1 版第 1 刷発行

編　者──古茶大樹　糸川昌成　村井俊哉
発行所──株式会社日本評論社
　　　　〒 170-8474　東京都豊島区南大塚 3-12-4
　　　　電話　03-3987-8598（編集）-8621（販売）
　　　　振替 00100-3-16
印刷所──平文社
製本所──井上製本所
装　幀──山田英春